Sylvia Schmidt

Die psychologische Hausapotheke

Sylvia Schmidt

Die psychologische Haus Apotheke

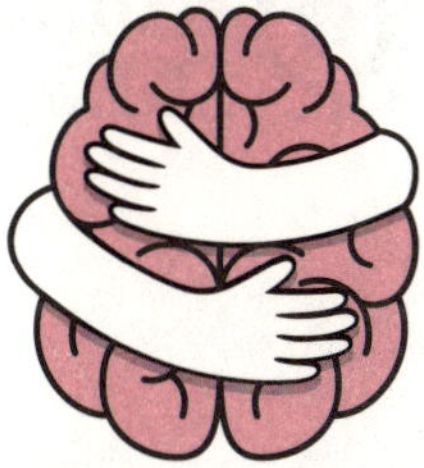

30 Kompetenzen
für weniger Stress und
mehr Wohlbefinden

BELTZ

Für Steffi

FSC MIX Papier aus verantwortungsvollen Quellen FSC® C089473 www.fsc.org

Klimaneutral Papier ClimatePartner.com/13732-1910-1001

Dieses Buch ist erhältlich als:
ISBN 978-3-407-86799-5 Print
ISBN 978-3-407-86804-6 E-Book (EPUB)

1. Auflage 2024

Layout und Illustrationen: Sandra Klostermeyer
Lektorat: Carmen Kölz
Umschlaggestaltung: www.sandraklostermeyer.de (Gestaltung), www.stephanengelke.de (Beratung), Motiv: ©wowwa/iStock.com
Herstellung: Sarah Veith
Satz: Publikations Atelier, Weiterstadt
Druck und Bindung: Beltz Grafische Betriebe, Bad Langensalza
Beltz Grafische Betriebe ist ein klimaneutrales Unternehmen (ID 15985-2104-100).
Printed in Germany

Weitere Informationen zu unseren Autor:innen und Titeln finden Sie unter: www.beltz.de

Inhalt

Einleitung

In meiner Praxis als kognitive Verhaltenstherapeutin treffe ich auf Menschen mit unterschiedlichen Problemen und Herausforderungen. Jeder Mensch ist individuell, jedes Problem ist individuell. Doch manche Themen tauchen häufiger auf. Leider ist die Nachfrage nach Psychotherapie viel größer als das Angebot. So entstand nach und nach die Idee zu dieser psychologischen Hausapotheke, in der ich psychologische Kompetenzen vermitteln und stärken möchte. Kompetenzen, die Sie im Alltag und durch die Herausforderungen, die das Leben an Sie stellt, immer wieder brauchen. Ich glaube, dass es wichtig ist, die eigenen Kompetenzen im Umgang mit schwierigen Situationen immer wieder zu überprüfen und an die jeweilige Lebenssituation anzupassen, um angemessen – besser – mit ihr umgehen zu können.

Psychologisches Know-how finden Sie in vielen anderen Büchern auch. Ich möchte Ihnen vorstellen, wie ich mit meinen Patientinnen und Patienten arbeite, und zwar an den sechs zentralen Herausforderungen Selbstwert, Stress, Partnerschaft, Krisen, Schmerz und Schlaf, da diese Themen ganz besonders häufig Menschen Schwierigkeiten bereiten. Dabei hilft mir meine lange Erfahrung mit mehr als 600 Menschen, um zu wissen, welche Tools sich als hilfreich erwiesen haben, um die eigene Kompetenz im Hinblick auf den Umgang mit diesen sechs Herausforderungen zu stärken.

Noch ein wichtiger Hinweis. Jeder Ratgeber kann nur dann gut sein, wenn Sie bereit sind, die vorgeschlagenen Übungen und Ideen auszuprobieren. Schauen Sie aber trotzdem, welche Übungen zu Ihnen und Ihrer Lebenssituation passen.

Sie können sich das vorstellen wie in einem Supermarkt. Es gibt bestimmte Lebensmittel, die ich für mein Lieblingsrezept oder ein neues Gericht brauche, andere Angebote passen überhaupt nicht.

Im Supermarkt ist es keine Frage – Sie kaufen nur die Lebensmittel, die Sie benötigen, vielleicht nehmen Sie noch etwas mit für den Vorrat (kann man später mal brauchen). Bitte nutzen Sie meine Ideen und Hinweise genauso. Wenn eine Idee nicht zu Ihnen passt, ist das nicht schlimm – vielleicht passt sie für jemand anderes besser oder zu Ihnen irgendwann in der Zukunft. Aber die Hinweise, die Ihnen hilfreich erscheinen, sollten Sie auch ausprobieren!

Mein Ratgeber ist eine psychologische Hausapotheke für Sie. Genau so dürfen Sie sie nutzen. Es kann eine erste Hilfe in schwierigen Situationen sein, eine begleitende Methode, die Ihnen dauerhaft hilft, besser klarzukommen oder auch eine Behandlung zu unterstützen. Falls Sie merken, dass die Probleme, die Sie haben, größer oder schwerwiegender sind, sollten Sie sich Hilfe suchen – genau so, wie Sie bei größeren medizinischen Problemen zu einem Arzt gehen.

Sie können das Buch gerne von vorne bis hinten lesen. Oder Sie blättern durch die Kapitel und bleiben an den Stellen hängen, die in genau diesem Moment wichtig für Sie sind. Vielleicht stellen Sie das Buch ins Regal – denken Sie aber daran, es im richtigen Moment wieder hervorzuholen.

Nun wünsche ich Ihnen viel Freude beim Lesen und Entdecken.

Ihre Sylvia Schmidt

Selbstwert-kompetenzen

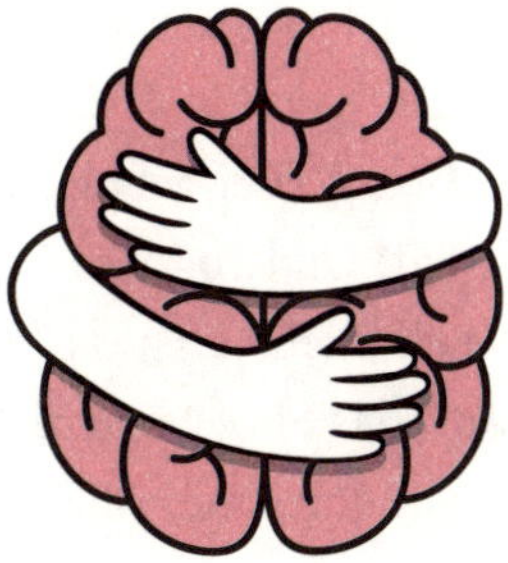

Ein liebevolles Selbstbild malen

1. Selbstwertkompetenz
Selbstwert verstehen

Es gibt viele Wörter, die mit »Selbst« anfangen. Auch Experten fällt es schwer, die Begriffe scharf voneinander zu trennen, eine einheitliche Definition des Begriffs »Selbst« gibt es nicht. Trotzdem kann man sagen, dass das Selbst die Antwort auf die Frage »Wer bin ich?« ist. Jede Konkretisierung kann sehr unterschiedlich und individuell ausfallen, was auch erklärt, warum das Selbst nicht einheitlich zu erfassen ist.

Und was ist der Selbstwert? Hier geht es um das Bild, das jeder von sich selbst in sich trägt. Und vor allem darum, ob Sie das eigene Selbstbild als wertvoll erleben. Ist das, was Sie auf dem Bild sehen, etwas Gutes, etwas, das Sie schätzen? Menschen mit einem hohen Selbstwert haben ein gutes und stabiles Bild von sich, glauben an ihren eigenen Wert. Menschen mit einem niedrigen Selbstwert haben hingegen oft ein sehr schlechtes Bild von sich. Sie erleben sich als wertlos.

Beim Selbstwert geht es also um die Bewertung, die eine Person von sich selbst hat.

Die Farben des Selbstwerts

Was gehört zu einem wertvollen Selbstbild dazu? Ein Bild wird mit Farben gemalt. Welche unterschiedlichen Farben gehören nun zum Selbstbild? Es kann sein, dass bestimmte Farben vorhanden und sogar sehr gut sichtbar sind, andere Farben aber fehlen oder nur angedeutet oder verschwommen sind. Fehlen bestimmte Farben, ist es schwieriger, ein komplettes, facettenreiches Selbstbild zu gestalten. Auch zeigt sich daran, dass der Selbstwert einer Person nicht nur hoch oder niedrig, sondern auch stabil oder instabil sein kann. Manchmal hängt der Selbstwert von äußeren Faktoren ab, beispielsweise vom sozialen Status. Kommt es dann etwa zum Arbeitsplatzverlust, verschwimmt das Selbstbild und die betroffene Person erlebt sich als wertlos. Selbstwert sollte idealerweise von äußeren Faktoren unabhängig sein.

1. Farbe: Positive Grundeinstellung sich selbst gegenüber

Niemand ist perfekt. Aber wie ist die grundsätzliche Einstellung, die Sie sich selbst gegenüber haben? Sind Sie zufrieden mit sich? Können Sie sich selbst wertschätzen? Fühlen Sie sich in sich selbst zu Hause? Wenn Sie diese Fragen mit »Ja« beantworten können, ist diese Farbe bereits vorhanden – prima!

Ich möchte anhand eines Beispiels veranschaulichen, was ich mit positiver Grundeinstellung meine: Stellen Sie sich vor, Sie haben einen Brief falsch adressiert. Bei einer positiven Grundeinstellung gegenüber sich selbst erinnern Sie sich, dass Sie beim Schreiben des Briefs unkonzentriert waren – ein kleiner Fehler, der mal passieren kann. Sie korrigieren die Anschrift, und das Thema ist für Sie erledigt.

Bei einer negativen Grundeinstellung meldet sich in der gleichen Situation sehr schnell eine überkritische Stimme. »Du bist ja noch

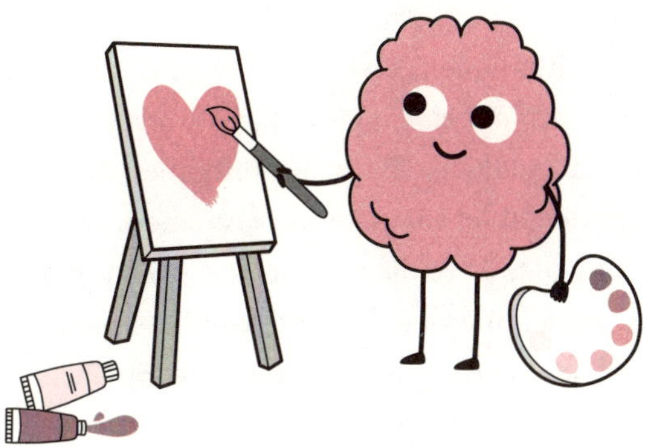

nicht mal in der Lage, einen Brief ordentlich zu beschriften. Du bist selbst für einfachste Aufgaben zu blöd.« Die negative Grundhaltung führt zu einer übertriebenen Selbstkritik, verbunden mit einer schlecht ausgeprägten Sicht für eigene Erfolge. Es fehlt an Wohlwollen und einer grundsätzlichen Zufriedenheit mit sich selbst.

2. Farbe: Positive Einstellung zu eigenen Fähigkeiten und Leistungen

Jeder Mensch hat besondere Fähigkeiten, besondere Kompetenzen, besondere Eigenschaften und leistet besondere Dinge. Jeder kann etwas gut, macht etwas gut, erreicht etwas oder hält etwas durch. Interessanterweise gehört dazu ebenso, dass man auch etwas lassen kann. Dies zu spüren ist der zweite wichtige Bestandteil, um ein wertvolles Bild von sich selbst zu zeichnen. Es geht um Selbstvertrauen, die Erwartung, dass das eigene Handeln wirksam und spürbar ist.

3. Farbe: Beziehungen gut gestalten können

Auch wenn der Selbstwert am besten unabhängig von äußeren Faktoren sein sollte, können diese trotzdem eine Rolle spielen. In der Wüste wird auch eine wertvolle Rose im Normalfall nicht gut gedeihen können.

Ein Mensch mit einem gesunden Selbstwert verfügt über die Fähigkeiten, gut mit Menschen umgehen zu können, in Beziehungen flexibel reagieren zu können und sich schwierigen zwischenmenschlichen Situationen, etwa Konflikten, auch gewachsen zu fühlen. Ein Mensch mit einem guten Selbstwert ist in der Lage, Beziehungen so zu gestalten, dass er sich mit ihnen wohlfühlen kann. Soziale Kontakte gut leben zu können ist eine wichtige, durchaus komplexe Fähigkeit. Aber die wichtigste Beziehung überhaupt ist sicherlich die Beziehung zu sich selbst. Mindestens diese Beziehung sollte gut oder besser sehr gut sein. Diese Farbe brauchen wir auch, um ein gutes Selbstbild zeichnen zu können.

Mein Bild von mir – ist es dynamisch oder statisch?

Das Selbstbild ist das Bild, das jeder Mensch von sich selbst hat. Es kann unterschiedliche Aspekte beinhalten. Um uns diesem Thema anzunähern, möchte ich nun zu einigen Selbstbild-Bereichen ein paar Aussagen treffen. Bitte kreuzen Sie an, welcher der vier Aussagen Sie jeweils am meisten zustimmen. Wenn Sie sich gar nicht entscheiden können, dürfen Sie auch zwei Kreuze pro Bereich machen, aber idealerweise sollten Sie sich für eine Aussage entscheiden.

1. Intelligenz

- (A) Intelligenz ist eine angeborene Eigenschaft, die sich nicht verändern lässt.
- (B) Ich bin zwar lernfähig, doch an meiner Intelligenz kann ich nichts ändern.
- (C) Gleichgültig, wie intelligent ich bin, ich kann immer noch ein bisschen intelligenter werden.
- (D) Ich kann meine Intelligenz erheblich vergrößern, egal, wie intelligent ich bin.

2. Charaktereigenschaften

- (A) Ich habe bestimmte menschliche Eigenschaften und es gibt nicht viel, was ich daran ändern kann.
- (B) Egal, welche Eigenschaften ich jetzt habe, ich kann mich grundlegend verändern.
- (C) Ich kann einige Dinge anders machen, doch meine grundlegenden Eigenschaften bleiben konstant.
- (D) Ich kann selbst grundlegende Eigenschaften meiner Persönlichkeit verändern.

3. Sportlichkeit

- (A) Sportlich ist man – oder eben nicht.
- (B) Durch Training kann ich meine Sportlichkeit deutlich erhöhen.
- (C) Egal, wie viel ich trainiere, wirklich sportlich werde ich nie.
- (D) Jede Sporteinheit macht mich sportlicher.

4. Künstlerische Begabungen

- (A) Egal, wie viel künstlerische Fähigkeiten ich bereits habe, ich kann immer noch besser werden.
- (B) Künstlerische Fähigkeit ist eine angeborene Eigenschaft, die sich nicht verändern lässt.
- (C) Selbst wenn ich lernfähig bin, am künstlerischen Talent verändert sich nichts.
- (D) Ich kann meine künstlerischen Fähigkeiten erheblich verbessern, egal, was ich bereits kann.

Haben Sie Ihre Kreuze gesetzt? Okay, worum geht es also bei diesem kurzen Fragebogen?

Wie Sie vielleicht bemerkt haben, hat jeder Bereich jeweils zwei Aussagen, die eher davon ausgehen, dass Eigenschaften nicht veränderbar sind. Diese werden einem sogenannten statischen Selbstbild zugeordnet. Zu diesen Aussagen gehören: 1 a + b, 2 a + c, 3 a + c, 4 b + c.

Die anderen Antwortmöglichkeiten drücken aus, dass Eigenschaften grundsätzlich entwickelbar und veränderbar sind, sie entsprechen einem dynamischen Selbstbild. Zu diesen Aussagen gehören: 1 c + d, 2 b + d, 3 b + d, 4 a + d.

Das Selbstbild kann vielschichtig sein. So kann es sein, dass Sie im Bereich Intelligenz ein eher statisches Selbstbild haben, im sportlichen Bereich aber von einem veränderbaren, also dynamischen Selbstbild ausgehen.

Welche Annahmen liegen diesen beiden Selbstbildern zugrunde? Überlegen Sie noch mal: Sind nicht alle Eigenschaften grundsätzlich veränderbar? Egal, wo Sie heute stehen? Gibt es nicht immer auch Möglichkeiten, sich zu verbessern und Veränderungen und damit Entwicklungen zu erreichen? Wir alle haben von Menschen gehört, die bestimmte Eigenschaften durch Zähigkeit, hartes Training, eine hohe Veränderungsbereitschaft und vielleicht auch Disziplin radikal verändern können. Und wenn andere Menschen das können, warum sollten Sie nicht auch dazu in der Lage sein?

Wichtig ist, die Auswirkungen der beiden gegensätzlichen Sichtweisen auf sich selbst zu bedenken. Die Art des Selbstbildes hat grundlegende Auswirkungen auf den Umgang mit Fehlern, die Motivation und den Umgang mit Erfolgen sowie die Lernentwicklung.

Das statische Selbstbild

Menschen mit einem statischen Selbstbild gehen von folgender Grundannahme aus: Eigenschaften wie Intelligenz, Sportlichkeit, künstlerische Fähigkeiten und auch Persönlichkeits- und Charaktermerkmale sind angeboren und nicht oder nur wenig veränderbar. Daraus leitet sich ab, dass nur die intelligentesten, sportlichsten oder kreativsten Personen erfolgreich sind. Erfolg habe ich, wenn ich beispielsweise in der Schule gute Noten habe. Das Ergebnis ist das Einzige, was zählt. Nur wenn das Ergebnis gut ist, habe ich ein gutes Selbstbild. Wenn allerdings Fehler passieren, ist das ein Zeichen für mangelnde Kompetenz. Das bedeutet, dass die Motivation nach Fehlern völlig absinkt.

Das dynamische Selbstbild

Demgegenüber steht das dynamische Selbstbild. Es geht davon aus, dass die oben genannten Fähigkeiten und Merkmale veränderbar und grundsätzlich entwicklungsfähig sind. Diese Grundannahme führt dazu, dass Erfolg dann erreicht ist, wenn Sie etwas gelernt oder sich verändert haben. Und es impliziert noch weitere Aspekte: Fehler sind Entwicklungsmöglichkeiten. Wenn Fehler passieren, habe ich eine Chance, mich zu verändern. Dies steigert die Motivation und auch die Leistungsbereitschaft.

Wie verändern Sie Ihr statisches Selbstbild?

Wenn Sie in bestimmten Bereichen ein statisches Selbstbild haben, lohnt es sich, daran zu arbeiten, um es dynamischer zu erleben. Somit haben Sie viel mehr Möglichkeiten, Ihre eigenen Ressourcen und Fähigkeiten maximal zu nutzen und zu entfalten. Ein paar Tipps, die helfen, zu einem dynamischen Selbstbild zu finden:

- Erkennen und akzeptieren Sie Ihre eigenen Schwächen und Fehler, denn wenn diese ausgeblendet werden, kann man sie auch nicht überwinden.
- Auch andere machen Fehler, und wenn man Fehler bei sich oder bei anderen aktiv beobachtet, kann man sich weiterentwickeln.
- Wenn ein Fehler passiert oder ein Ziel nicht erreicht wird, benutzen Sie unbedingt das Wort »lernen« anstatt »versagen«. Denn Fehler sind definitiv immer auch Lernmöglichkeiten.
- Suchen Sie nicht nach Anerkennung und Bestätigung durch andere. Dies kann nämlich dazu führen, dass das eigene Entwicklungspotenzial nicht ausgeschöpft wird.
- Fokussieren Sie sich auf den Prozess und nicht nur auf das Ergebnis. Denn während des Prozesses besteht die größte Lernchance.
- Achten Sie nicht nur darauf, dass ein Ziel möglichst schnell erreicht wird. Manchmal ist langsamer am Ende schneller.
- Konstruktive Kritik ist etwas sehr Positives, denn dadurch lernt man viel mehr als durch Lob.
- Fleiß ist mindestens genauso wichtig wie Talent, vielleicht sogar wichtiger, denn dann steht die eigene Leistung im Fokus.[1]

Der wertlose Faden

Es war einmal ein sehr kurzer weißer Faden aus Baumwolle. Eigentlich war er zu nichts nutze.

Er war zu kurz zum Stricken oder Häkeln eines Pullovers, selbst für ein Babymützchen. Untauglich! Für ein Schiffstau – viel zu schwach. Noch nicht mal ein Hüpfseil konnte man aus ihm machen. Untauglich!

Er war zu mickrig, um ihn an andere lange, kräftige Fäden anzuknüpfen. Untauglich!

Zum Sticken war er zu blass und zu farblos. Wenn er aus Goldgarn gewesen wäre, hätte er eine wertvolle Stola oder ein Kleid verzieren können. Untauglich!

»Ich bin zu nichts nütze. Ich kann nichts. Niemand braucht mich und keiner beachtet mich. Es mag mich sowieso niemand.« Dies sprach der kleine Baumwollfaden zu sich selbst, zog sich zurück. Er weinte viel und war sehr traurig. Er gab sich seinem Selbstmitleid komplett hin.

Doch eines Tages traf er auf seine neue Nachbarin, die an der Tür klopfte. Die Nachbarin war ein kleines weißes Klümpchen Wachs, viel zu wenig Wachs für eine richtige Kerze. Die Nachbarin sah, wie traurig der kleine Faden war, und fragte nach dem Grund. Dann sagte sie: »Warum gibst du dich auf? Du bist ein wunderschöner, kleiner weißer Baumwollfaden. Ich war schon lange auf der Suche nach dir. Wir sollten uns zusammentun, denn zusammen können wir ein Teelicht sein. Wir können ein Licht anzünden und in der Dunkelheit einen Weg leuchten.«

Da war der Baumwollfaden überglücklich. Er hatte seinen Platz im Leben gefunden und tat sich mit dem Klümpchen Wachs zusammen. Er strahlte und konnte mit seinem Licht für andere einen wertvollen Unterschied machen.[2]

2. Selbstwertkompetenz
Bedingungslose Anerkennung

Wenn ich mit meinem Gegenüber am Selbstwert arbeite, höre ich oft ein »Aber«. Es gibt die Vorstellung, dass erst bestimmte Voraussetzungen erfüllt sein müssen, damit wir von Selbstwert sprechen können. Es klingt so, als könne man sich den eigenen Wert verdienen, wenn bestimmte Anforderungen erfüllt sind. Die Akzeptanz der eigenen Person ist mit bestimmten Bedingungen verknüpft. Dies kann für manche Menschen funktionieren – vorausgesetzt, es ist möglich, die selbst aufgestellten Bedingungen zu erfüllen. Das birgt aber auch große Gefahren, da die vermeintlichen Selbstwert-Stützen auch wegbrechen können. Ein weiteres Problem ist, dass häufig ein immenser Aufwand betrieben wird, um die selbst auferlegten Bedingungen zu erfüllen:

- **Aber ich bin so hässlich!** Attraktive Menschen haben in unserer Gesellschaft häufig einen besseren Stand. Äußere Schönheit kann das Gegenüber beeindrucken, hilft bei der Partnerwahl, und auch bei der Bewerberauswahl für neue Stellen spielt das äußere Erscheinungsbild eine Rolle.
- **Aber ich kann doch nichts Besonderes!** Menschen mit besonderen Fähigkeiten werden von uns bewundert und sie beeindrucken uns. Castingshows, in denen besondere Talente gekürt werden, finden immer mehr Beachtung. Eine besondere, möglichst ausgefallene Fähigkeit findet im Umfeld meist besondere Anerkennung.
- **Aber ich fühle mich schuldig!** Manchmal treffen Menschen falsche Entscheidungen, oder Handlungen haben negative Konsequenzen. Eine Schuld ist wie eine Hypothek, die das weitere Leben belasten und verändern kann.

- **Aber ich leiste keinen Beitrag!** Gerade wenn jemand seinen Beruf nicht ausüben kann, entsteht der Eindruck, dass diese Person nichts für unsere Gesellschaft tut und sogar noch dem Sozialstaat zur Last fällt.
- **Aber die mögen mich nicht!** Es fühlt sich gut an, von anderen Menschen gemocht zu werden. Anerkennung von außen ist wichtig. Wenn bestimmte Menschen uns ablehnen oder kritisieren, entsteht der Eindruck, dass wir es nicht wert sind, dazuzugehören.
- **Aber ich habe Fehler und Macken!** Bereits in der Schule werden Fehler mit einem Rotstift markiert und angemahnt. Macken sollten ausgebügelt werden und jeder sollte sich stets bemühen, dass alles fehlerfrei ist.
- **Aber ich bin körperlich eingeschränkt!** Behinderungen oder auch das Nachlassen bestimmter Körperfunktionen führt zu Einschränkungen, die wiederum dazu führen können, dass man den Ansprüchen der Gesellschaft nicht gerecht werden kann. Darauf möchten viele Menschen keine Rücksicht nehmen.
- **Aber ich bin nicht schlau genug!** Intelligenz und Bildung haben einen hohen Stellenwert. Es gibt Strampler für Neugeborene, auf denen das erwartete Abiturjahr festgelegt wird, um die Ansprüche und Erwartungen bereits an Kinder weiterzugeben. Eine Bereitschaft für Weiterbildung und lebenslanges Lernen kann Voraussetzung sein.

Niemand muss Voraussetzungen erfüllen, um sich wertvoll zu fühlen!

Wie fühlen Sie sich, wenn Sie diese Aufzählung lesen? Ich habe Annahmen aufgeschrieben, wie sie sowohl bei meinen Patientinnen und Patienten auftauchen, aber auch Positionen, die in der Gesellschaft vertreten werden. Das liest sich schrecklich, oder?

Ganz ehrlich? Keine der aufgeführten Aussagen sollte über den Wert eines Menschen bestimmen. Diese Aber sind relativ weitverbreitet und sind manchmal ein großes Hindernis auf dem Weg zu einem liebevollen Selbstbild. Daher gucken wir noch mal genauer hin, welche Voraussetzungen Sie glauben, für Ihren Selbstwert erfüllen zu müssen.

Was ist Ihr Aber?

Wenn Ihnen nichts einfällt – umso besser. Vielleicht beherrschen Sie die Kompetenz der bedingungslosen Anerkennung bereits. Vielleicht möchten Sie aber auch zu einem späteren Zeitpunkt zu dieser Fragestellung zurückkommen. Eine der Farben des Selbstwerts beschäftigt sich mit Fähigkeiten und Leistungen, beschreibt also Faktoren, die es einfacher machen, sich selbst als wertvoll zu erleben. Jetzt soll der Selbstwert bedingungslos sein. Passt das überhaupt zusammen, ist das nicht widersprüchlich? Die Lösung liegt wie häufig in der Mitte und ist manchmal gar nicht so einfach auszubalancieren. Hier einige Denkanstöße.

Der Selbstwert wird immer von innen heraus bestimmt

Michael Jackson war ein begnadeter Musiker und Tänzer. Seine Musik hat viele Menschen beeindruckt und ihm Ruhm und ein Vermögen gebracht. Von außen betrachtet konnte er mit seinen Farben ein großartiges Selbstbild malen. War er ein Mensch mit einem hohen Selbstwert? Es scheint, als habe er kein großes Gefühl von Selbstwert gehabt und als sei es ihm nicht gelungen, sich in einem positiven Licht zu sehen. Auch wenn vieles noch unklar ist, hat sein Leben ein trauriges Ende genommen. Und obwohl er immer noch von vielen Menschen als Idol bewundert wird, konnte er keine Freundschaft mit sich selbst schließen.

1954 wird in einem kleinen Ort in Mississippi eine Afroamerikanerin geboren, die Eltern sind minderjährig. Das Mädchen wird selbst mit 15 ungewollt schwanger, das Baby stirbt. Sie nimmt Drogen und hat eine Essstörung. Von außen betrachtet bringt diese Frau nicht sehr viele Farben mit, mit denen sie ihr Selbstbild zeichnen kann. Ich spreche von Oprah Winfrey, der erfolgreichsten Talkshow-Moderatorin. Diese Frau hat einen so beeindruckenden Lebensweg hingelegt, dass ich glaube, dass sie schon früh einen sehr ausgeprägten Selbstwert gehabt haben muss und bereit war, sich den Widrigkeiten des Lebens zu stellen.

Ich erzähle Ihnen von diesen Menschen, um zu verdeutlichen, dass Einflüsse von außen sicherlich einige Dinge einfacher oder schwieriger machen. Sie sind aber nicht ausschlaggebend dafür, ob eine Person sich selbst mag oder nicht. Das kann man vielleicht auch wie eine »Entscheidung« verstehen. Ist das Glas halb leer oder halb voll? Diese Frage kann niemand beantworten, trotzdem gibt es so etwas wie eine feste innere Überzeugung, welcher Blick »richtig« ist. Versuchen Sie, eine negative Überzeugung aufzuweichen und sich auf die andere Seite zu schlagen.

Perfektion ist nicht erreichbar

Jeder Mensch hat Stärken und Schwächen. Ich liebe meinen Mann, er ist der tollste Ehemann, den ich mir vorstellen kann. Ist er fehlerlos? Auf keinen Fall. Selbstverständlich hat er Macken – genau wie ich – und manchmal bin ich genervt. Manchmal liebe ich ihn aber auch gerade wegen seiner Macken, die ihn einzigartig machen. Wenn ich auf ihn schaue, sehe ich zuerst seine Vorzüge und Stärken.

Jeder Mensch hat ein buntes Portfolio von Eigenschaften und Voraussetzungen. Stellen Sie sich vor, diese Eigenschaften wären wie ein Mischpult. Es ist zwar möglich, alle Regler nach oben zu schieben, aber nicht sinnvoll, denn dann ist der Sound schlecht, »matschig« und unausgewogen. Es wird immer Bereiche geben, in denen die Person nur sehr schwach aufgestellt ist, in anderen dagegen stark. Das macht den Charakter, die Persönlichkeit eines Menschen aus. Perfektion gibt es nicht. Machen Sie sich klar, dass jeder Mensch Schwächen hat. Die Frage ist häufig, auf welche Bereiche fokussieren Sie sich? Auf die Stärken oder die Schwächen?

Muss ich mich denn mit dem Status quo zufriedengeben?

Als Psychologin versuche ich Menschen zu helfen, sich zu verbessern. Allerdings hat das auch Grenzen. Ich mag lebenslanges Lernen und freue mich, wenn Dinge optimiert werden können. Aber die Arbeit an sich selbst ist aus meiner Sicht nur dann gut, wenn vorher eine grundsätzliche Akzeptanz der eigenen Person erfolgt ist. Es ist schön, wenn Menschen sich verbessern, und mit meinem Buch möchte ich sogar dabei helfen. Wenn dies aber bedeutet, dass jemand versucht sich zu verbessern, weil er sich so, wie er ist, ablehnt oder sogar verabscheut – dann sehe ich darin ein Problem.

Der Selbstwert ist die Basis

Warum sollte sich selbst zu mögen die Grundlage oder die Basis für den eigenen Selbstwert sein? Wenn Sie Ihren Selbstwert auf einem der weiter oben beschriebenen Aber aufbauen, können Sie keine Stabilität erlangen. Denn das Leben hält Unwägbarkeiten, Niederlagen und Verluste für uns bereit. Dies wünsche ich niemandem, leider passiert es trotzdem. Wenn die äußere Bedingung für den eigenen Selbstwert wegbricht oder bröckelt, wie in dem Beispiel von Sophie, verliert die betroffene Person den wertschätzenden Blick auf sich selbst – es kann sogar so weit gehen, dass es in Selbsthass umschlägt.

Sophie kann stolz darauf sein, dass sie eine erfolgreiche Anwältin ist. Was passiert aber, wenn Sophies Kanzlei in Verruf gerät und niemand mehr Anwälte aus Sophies Kanzlei beauftragen möchte? Sophie verliert ihren Job. Jetzt entscheidet sich, ob Sophies Selbstwert einstürzt und sie sich selbst verachtet oder ob ihr Selbstwert stabil bleibt, sie zwar traurig ist, aber sich selbst trotzdem weiterhin mag.

Ein Aber kann sich auch verschieben

Sind Sie sich wirklich sicher, dass Sie sich mögen können, wenn Ihr Aber auf einmal wegfällt? Wenn Sie endlich die Traumfigur, den Traummann oder den Traumjob bekommen haben? Ich wünsche Ihnen, dass es so ist. Leider ist das nicht immer so. Manchmal tritt dann ein anderes vermeintliches Defizit, ein anderes Aber, anstelle des überwundenen Abers in den Vordergrund – eine neue Herausforderung für Ihren Selbstwert. Daher ist wichtig:

Ein gutes Selbstwertgefühl besteht unabhängig davon, ob wir Schwächen und Fehler haben, unabhängig davon, ob wir Ziele erreichen oder nicht. Ein gutes, stabiles Selbstwertgefühl ist bedingungslos, ohne Aber.

Die Ursprünge des Selbstwerts

Kommen wir bereits mit einem guten oder schlechten Selbstwert auf die Welt? Eher nicht. Aber sicherlich prägen uns die Erfahrungen, die wir in der Kindheit machen. Schauen wir uns das mal an.

Monas Eltern haben lange versucht, schwanger zu werden. Sie sind überglücklich und freuen sich über ihre Tochter. Mona fühlt sich sehr geliebt, und auch die Großeltern kümmern sich gerne um ihr einziges Enkelkind. An einem Tag in der Woche betreuen sie Mona, und der Opa bringt ihr Schnitzen bei. Am Anfang klappt das nicht sofort, aber durch die aufmunternden Worte und das geduldige Üben wird sie immer besser im Umgang mit den Schnitzeisen. Wenn Mona Fragen hat, kann sie sich jederzeit an ihre Eltern wenden, die ihr geduldig und ruhig die Welt erklären können. Manchmal geht etwas schief, aber die Eltern helfen Mona, es beim nächsten Mal besser zu machen.

Lisa wächst in einem eintönigen Vorort auf. Ihre Eltern arbeiten beide lange Stunden, damit es finanziell passt. Lisa verbringt viel Zeit alleine zu Hause, während ihrer Kindheit gab es einige familiäre Konflikte, die sie belasteten, aber niemand hat mit ihr darüber gesprochen. In der Schule hat Lisa Schwierigkeiten, enge Freundschaften zu schließen. Die anderen Mädchen in der Straße lachen häufig über Lisas Aussehen und ihre Kleidung und hänseln sie deswegen. Über Probleme und ihre Gefühle kann sie nicht sprechen, ihre Eltern möchte sie nicht belasten.

Mona ist ein Kind, das sich geliebt und willkommen fühlt und erlebt, dass man ihr etwas zutraut. Sie kann einen guten Selbstwert leichter entwickeln und lernen.

Lisa hingegen ist ein Kind, das wenig gesehen, kritisiert und gehänselt wird. Sie bekommt auf unterschiedliche Weise zurückgemeldet, dass sie nicht in Ordnung ist. Auch häufige Misserfolge spielen eine Rolle. Für Lisa ist es schwer, ein gutes Selbstwertgefühl zu entwickeln und zu lernen, für Mona ist es hingegen viel einfacher.

Es gibt einige typische Erfahrungen in der Kindheit, die ein schwaches Selbstwertgefühl fördern, dazu gehören:

- Missbrauch, sowohl körperlicher, sexueller oder emotionaler Missbrauch
- zu hohe Erwartungshaltungen von Eltern und/oder Lehrern
- häufige und/oder heftige Kritik
- Diskriminierung
- Belästigung oder Mobbing
- Verlust eines geliebten Menschen
- soziale Ausgrenzung

Kurz zusammengefasst ist eine Kindheit, in der wenig Liebe und Wärme spürbar waren, häufig ein Grund für einen schwachen Selbstwert. Bedingungslose Liebe und Zuspruch, wie sie in unserem Beispiel Mona erlebt hat, sind wichtige Bausteine für die Entwicklung eines starken Selbstwerts.

Liegt alles an der Kindheit?

Ja und eindeutig auch nein! In der Kindheit wird ein Fundament gelegt, bestimmte Dinge wie auch der Selbstwert werden gelernt und vermittelt, oder auch nicht. Aber Menschen können ihr Leben lang lernen und sich weiterentwickeln. Es wäre zu einfach und schlichtweg falsch, an dieser Stelle Eltern zu Sündenböcken zu machen. Im Gegenteil, die meisten Eltern geben ihr Bestes. Nur haben manche Eltern aufgrund eigener Vorerfahrungen manchmal nicht die Möglichkeiten, ihrem Kind das zu geben, was es braucht. Und auch auf einem schwachen Fundament kann ein großartiges Gebäude entstehen. Denken Sie an den Schiefen Turm von Pisa: Schon nach dem Bau der ersten Stockwerke begann sich der Turm zur Seite zu neigen. Schuld war der weiche, lehmige Untergrund, auf dem er gebaut wurde. Heute ist der Schiefe Turm das Wahrzeichen der italienischen Stadt Pisa und gehört zum Weltkulturerbe der UNESCO.

Wenn Sie sich nun noch einmal Ihre eigenen Aber anschauen, die Sie auf Seite 20 notiert haben, denken Sie darüber nach, wie Sie auf diese Annahmen gekommen sind. Welche Erfahrungen haben dazu geführt, dass Sie denken, Sie müssten immer wie aus dem Ei gepellt sein? Welches Nachbarkind hat versucht Ihnen zu erklären, dass Selbstwert etwas mit dem Kontostand zu tun hat? Hat ein Lehrer Ihnen vermittelt, dass Sie fürs Bruchrechnen zu dumm sind oder überhaupt für Mathe? Haben Ihre Eltern Ihnen das Gefühl gegeben, nicht liebenswert zu sein, sondern tollpatschig und ungewollt?

Welche Erfahrungen auch immer Sie gemacht haben: Vertreiben Sie die Geister der Vergangenheit. Als Kind waren Sie wahrscheinlich nicht in der Lage, andere Erfahrungen zu machen. Wie sollen wir etwas anderes lernen als das, was unsere Eltern, Lehrer:innen oder andere, für uns wichtige Erwachsenen uns vermitteln? Wenn meine Lehrer:innen mir erklären, dass die Erde eine Scheibe ist, habe ich keinen Grund, daran zu zweifeln, natürlich nur bis zu einem gewissen Alter oder bis wir die Welt durch Google oder YouTube entdecken. Nun sind Sie erwachsen – jedenfalls alt genug, um Interesse an einem Buch unter anderem über Selbstwert zu haben. Sie haben andere Informationsquellen, ein umfangreicheres Allgemeinwissen und Verständnis von den Abläufen in der Welt. Sie sollten nicht mehr auf die Menschen angewiesen sein, die Sie glauben lassen wollen, dass Sie und Ihr Leben nicht wertvoll seien.

Der Wert eines Menschen ist vollkommen unabhängig von objektiven oder messbaren Kriterien! Der eigene Wert hat nichts mit dem Kontostand, der Schulbildung, dem Aussehen, der Kleidung oder der Schuhgröße zu tun.

Denken Sie an meinen Vergleich vom Anfang, dass der Selbstwert wie ein Bild aus unterschiedlichen Farben ist. Sie allein entscheiden, ob Ihnen das Bild gefällt. Lassen Sie den Wert Ihres Bildes nicht von der Meinung anderer bestimmen. Jedes Bild hat seine eigene Schönheit und seinen eigenen Wert. Sicherlich gibt es Bilder, die mehr Menschen gefallen, und es gibt Bilder, die weniger Menschen gefallen. Aber Ihr Bild ist Ihr Bild. Und es ist wunderschön! Ohne Bedingungen.

3. Selbstwertkompetenz
Den inneren Kritiker zähmen

In diesem Kapitel geht es um innere Monologe. Also um Selbstgespräche? Wer macht denn so was? Nein, ich möchte Ihnen nicht unterstellen, dass Sie Selbstgespräche führen, aber sofern Sie das machen, wären Sie damit nicht allein. Selbstgespräche steigern die Motivation und Konzentration. Im Sport ist diese Tatsache bekannt, und Sportler nutzen Selbstgespräche, um sich optimal auf den Wettkampf vorzubereiten.

Innere Monologe sind etwas anderes. Jeder von uns führt »innere Gespräche«. Wie sprechen Sie mit sich selbst? Vielleicht ist es eine laute Stimme, die an den strengen Großvater erinnert, vielleicht sind es einfach Sätze, die vor Ihrem geistigen Auge auftreten, vielleicht sind es unterschiedliche Stimmlagen, unterschiedliche Lautstärken.

Den inneren Kritiker kennenlernen

Es kann hilfreich sein, diese inneren Gesprächsfetzen etwas zu sortieren und sie inneren Rollen zuzuordnen. Dies ist eine Technik, die ich in der Psychotherapie gerne nutze, um Menschen zu helfen, die bezogen auf bestimmte Themen ambivalent sind. Beispielsweise kann der »innere Abenteurer« sich auf den neuen Job freuen, während der »innere Beschützer« lieber an den bekannten Strukturen festhalten will. Bitte wundern Sie sich nicht, dass ich diese innere Rolle so personifiziere, als würde ich über reale Menschen sprechen. Denn genau diese Personifizierung hilft, sich dem Problem anschaulich zu nähern und Ihnen eine Methode an die Hand zu geben, mit der Sie gut arbeiten können.

Hier geht es um ein bestimmtes Thema. Eine innere Rolle, die ich oft in dieser Arbeit entdecke, ist der innere Kritiker. Also, eine innere Stimme, die alles, was wir tun, kritisch beäugt und verurteilt.

Es ist gut, dass es diesen »inneren Kritiker« gibt. Er hilft unter anderem, Sie anzutreiben, eigene Verhaltensweisen selbstkritisch unter die Lupe zu nehmen oder Verbesserungsmöglichkeiten im eigenen Tun und Handeln zu entdecken.

Wenn der innere Kritiker ständig meckert

Leider gibt es oft innere Kritiker, die es völlig übertreiben – und dann wird aus der Hilfe schnell eine Belastung. Stellen Sie sich vor, der innere Kritiker spricht nahezu die ganze Zeit. Ich habe innere Kritiker kennengelernt, die nicht nur sehr laut waren, sondern völlig überzogene Ansprüche hatten (»Das hätte aber noch viel besser sein sollen.«), die nie zufrieden waren, sondern immer das Haar in der Suppe fanden (»Die Präsentation enthält einen Tippfehler, sie ist eine Katastrophe.«). Manche Kritiker sind wirklich gemein (»Das wirst du niemals schaffen, vergiss es!«) und haben eine Ausdrucksweise, die die betroffenen Personen niemals anderen Menschen gegenüber verwenden würden (»Du bist ein Nichtsnutz und absoluter Volltrottel.«).

Innere Kritiker entstehen oft aufgrund negativer Erfahrungen, die gemacht worden sind. Manchmal hat der innere Kritiker auch genau die Stimme oder die Wortwahl der überkritischen Mutter oder des Lehrers, der die Schüler vor der gesamten Klasse zusammengebrüllt hat. Dass ein ausgeprägter, übermächtiger und gnadenloser innerer Kritiker zu einem schlechten Selbstwert führt, ist dann nicht besonders überraschend, oder?

Bitte nehmen Sie sich einen Moment Zeit und »lauschen« Sie der Stimme Ihres inneren Kritikers. Notieren Sie typische Sätze.

Haben Sie einen inneren Kritiker?
Wie »spricht« er zu Ihnen?

Beobachten Sie Ihren inneren Kritiker in den nächsten Tagen mal. Manche inneren Monologe sind vielleicht so vertraut und automatisiert, dass es Ihnen gar nicht mehr auffällt, dass und wie der innere Kritiker zu Ihnen spricht. Zurück bleibt ein schlechtes Gefühl, was nach den erlebten Schimpftiraden und strengen Bewertungen überhaupt nicht überraschend ist.

Jeder Mensch hat einen inneren Kritiker, und meistens ist er wie ein guter, ehrlicher Freund, der das Beste für uns oder aus uns herausholen will. Problematisch ist, wenn er übermächtig ist. Daher möchte ich Ihnen nun helfen, Ihren inneren Kritiker zu verändern.

Ein Gegenspieler für den inneren Kritiker – der liebevolle Begleiter

Stellen Sie sich vor, in Ihrem Kopf ist eine Bühne. Unterschiedliche (innere) Rollen treten auf die Bühne, geben ein mehr oder weniger gutes Statement zum Besten und treten wieder ab. Manchmal sind mehrere Akteure auf der inneren Bühne, vielleicht harmonisieren sie, vielleicht gibt es aber auch Konflikte und Diskussionen, unter Umständen sogar heftige Kämpfe. Wenn Sie den inneren Kritiker eine Weile beobachtet haben, werden Sie wissen, ob auf Ihrer inneren Bühne eher das Ein-Mann-Stück »Der innere Kritiker« gespielt wird oder ob auch andere Figuren eine Rolle spielen. So oder so – ein gutes Theaterstück hat nicht nur einen Bösewicht, sondern idealerweise auch einen guten Gegenspieler. Um den soll es in diesem Abschnitt gehen.

Die Geschichte von zwei Wölfen

Ein alter Indianer saß mit seinem Enkelsohn am Lagerfeuer. Es war schon dunkel geworden und das Feuer knackte, während die Flammen in den Himmel züngelten.
Der Alte sagte nach einer Weile des Schweigens: »Weißt du, wie ich mich manchmal fühle? Es ist, als ob da zwei Wölfe in meinem Herzen miteinander kämpfen würden. Einer der beiden ist schwermütig, einsam und traurig. Der andere hingegen ist unbeschwert, heiter und zuversichtlich.«
»Welcher der beiden wird den Kampf um dein Herz gewinnen?«, fragte der Junge. »Der Wolf, den ich füttere«, antwortete der Alte.[3]

Einen liebevollen Begleiter erschaffen

Ich möchte auf Ihre innere Bühne eine Rolle stellen, die Ihnen zu 100 Prozent zugewandt ist. Das ist entweder eine neue Rolle oder es gibt sie schon, dann bauen wir sie aus. Diese Figur ist rundum liebevoll zu Ihnen. Alles, was Sie machen, findet diese Figur großartig und lobt Sie dafür. Sie redet Ihnen gut zu, sie motiviert Sie, sie stärkt Sie mit aufmunternden Worten. Und bei Fehlern betont sie die Aspekte, die in der Situation hilfreich oder auch liebevoll sind.

Überlegen Sie, wie diese Figur aussehen kann. Denken Sie daran, dass es einfacher ist, wenn wir diesem inneren Akteur eine Persönlichkeit geben. Also: Wie sieht Ihr liebevoller Begleiter aus? Geben Sie ihm oder ihr einen Namen. Versuchen Sie, keine reale Person zu wählen. Dies ist wichtig. Wenn Sie vielleicht als Erstes an Ihre beste Freundin Claudia denken, da diese schon immer auf Ihrer Seite ist, könnte das für den Moment eine gute Entscheidung sein. Aber was passiert mit der liebevollen Begleiterin, wenn Sie Streit mit Claudia haben? Oder Sie wissen, dass Claudia gerade selbst Sorgen hat, und Sie beim Gedanken an Claudia eigentlich nur Mitleid verspüren?

Daher wählen Sie besser einen liebevollen Begleiter oder eine liebevolle Begleiterin, der oder die Ihrer Fantasie entspringt oder weit von Ihrer Lebensrealität entfernt ist. Es spricht nichts dagegen, George Clooney oder Bibi Blocksberg diese Aufgabe zu übertragen. Vielleicht möchten Sie Ihre:n liebevolle:n Begleiter:in zeichnen oder ein Bild auf den Schreibtisch stellen. Wichtig ist, dass er oder sie Ihnen stets zugewandt ist und liebevoll und fürsorglich mit Ihnen umgeht.

Eigenlob stinkt? Wirklich?

Der oder die liebevolle Begleiter:in soll Sie rund um die Uhr loben! Aber viele Menschen haben große Probleme mit Eigenlob. Es ist in unserer Gesellschaft leider immer noch tief verankert, dass Bescheidenheit und Zurückhaltung wichtige Tugenden sein sollen. Die eigene Person zu loben, scheint da unangebracht. Ich denke aber, dass Lob sehr wichtig ist. Unzählige Studien zeigen, dass Menschen viel empfänglicher auf Lob als auf Kritik oder Strafe reagieren. Lob und Anerkennung sind wichtige Motivatoren für unser Tun und Handeln. Warum sollte man das also nicht auch für sich selbst nutzen?

Bedenken Sie außerdem, dass es ja nicht nur darum geht, dass Lob und Anerkennung ungefiltert erfolgen. Das Ziel ist ein sinnvolles Zusammenspiel von innerem Kritiker und liebevollem Begleiter. Der innere Kritiker nimmt – gerade, wenn er überkritisch ist – kein Blatt vor den Mund und kritisiert, auch wenn es nichts zu kritisieren gibt. Dann soll der liebevolle Begleiter doch so sehr bestärken und loben und klatschen, wie er kann, um ein gutes Gegengewicht zu bilden und am besten ganz leicht die Oberhand zu gewinnen. Es kommt darauf an, wie Sie Ihrem inneren Kritiker und dem liebevollen Begleiter zuhören und wie Sie ihre Aussagen interpretieren und annehmen. Ob Sie Ihre Eigenschaften verbessern können, oder ob Ihre Eigenschaften fehlerhaft sind – das kann den gleichen Sachverhalt ausdrücken, für den eigenen Selbstwert ist es aber ein riesengroßer Unterschied.

Cheerleaderinnen

Ich habe nie in Amerika gelebt und mein Wissen über Cheerleader habe ich zum großen Teil aus amerikanischen Serien oder Filmen. Aber trotzdem gibt es einige Konzepte, die ein liebevoller Begleiter von einer Cheerleaderin lernen kann. Cheerleader stehen immer zu 100 Prozent hinter ihrem Team. Egal wie der Spielstand ist, egal welche Fehler auf dem Feld passieren, egal wie die Aussichten sind. Cheerleader feuern an, motivieren, klatschen, sind begeistert, fiebern mit, stehen hinterm Team, sind positiv zugewandt. Zumindest ist das aus meiner Sicht die Aufgabe eines Cheerleaders (neben den komplizierten Tanzschritten und Hebefiguren, also den eigenen sportlichen Leistungen). Genauso sollte Ihr:e liebevolle:r Be-

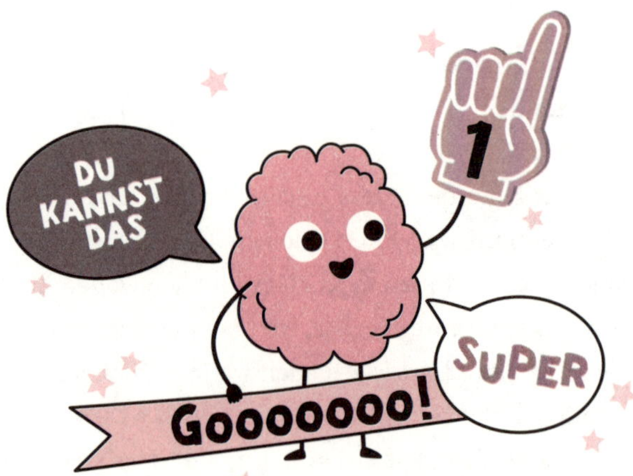

gleiter:in sein. Lassen Sie Ihre neu kreierte Figur Sie anfeuern. Vielleicht überlegen Sie sich einen Slogan, einen Schlachtruf, ein Lied, das motivieren und die Begeisterung für sich selbst zum Ausdruck bringen kann. Und bitte machen Sie sich Gedanken, was zu Ihnen passt, nehmen Sie jetzt nicht einfach eine Cheerleaderin als liebevolle Begleiterin …

Coaching für den liebevollen Begleiter

Einen liebevollen Begleiter zu finden ist der erste Schritt. Aber denken Sie noch einmal an das innere Theaterstück. Bisher ist die Rolle des inneren Kritikers mit einem etablierten gut trainierten Schauspieler besetzt. Der liebevolle Begleiter wird zwar nun auch auf die Bühne gestellt, aber viel Erfahrung bringt er nicht mit. Wahrscheinlich wird dieser liebevolle Begleiter vom inneren Kritiker genauso kritisch beäugt wie alle anderen Versuche, den eigenen Selbstwert zu stärken. Das heißt, Ihr liebevoller Begleiter hat wenig Erfahrungen und auch noch einen starken Gegner – nicht die allerbesten Voraussetzungen. Wenn der liebevolle Begleiter eine Chance bekommen soll, braucht er viel Training und Aufmerksamkeit! Notieren Sie einige Sätze, die in unterschiedlichen Situationen hilfreich für Sie sein können.

Was sagt mein liebevoller Begleiter?

____

____

____

PROBIER MAL AUS!

Einige Tipps, um den liebevollen Begleiter zu etablieren

- Halten Sie mehrmals am Tag kurz inne und fragen Sie Ihre liebevolle Begleitung nach seiner oder ihrer Meinung. Was kann er oder sie Ihnen genau in dieser Situation sagen?
- Schicken Sie den inneren Kritiker bewusst an den Rand der Bühne.
- Geben Sie dem Kritiker Widerworte. Wenn der innere Kritiker einen Kommentar abgibt, versuchen Sie, ihm frech und kurz das Wort abzuschneiden.
- Manchmal darf man für kurze Zeit den inneren Kritiker hinter den Vorhang stellen!
- Und vergessen Sie nicht, Ihre Cheerleaderin mit vollem Elan ihre Pompons schwingen zu lassen!

Wenn mal was gut läuft

Sie dürfen Ihre Erfolge feiern! Freuen Sie sich über Ihre Leistungen, auch wenn sie vielleicht für andere »normal« oder »nichts Besonderes« sind. Das sind Äußerungen, die der innere Kritiker tätigen würde.

Frau Zögerlich lernt eine neue Sprache. Bisher kann sie nur wenige Wörter, aber nach einigen Anstrengungen ist sie in der Lage, fehlerfrei drei Brötchen zu bestellen. Drei Brötchen bestellen? Das ist doch nun wirklich nichts Besonderes. Aber für Frau Zögerlich ist das schon ein Riesenerfolg, oder? Sie darf sich selbst auf die Schulter klopfen und sich über ihre Leistung freuen.

Ich finde, man darf auch Anstrengungen oder Einsatz würdigen, und aus dieser Perspektive können auch kleine Schritte Leistungen sein, die ein liebevoller Begleiter würdigt, lobt und immer öfter auch feiert. Lassen Sie Ihre liebevolle Begleitung Lob und Anerkennung aussprechen und kehren Sie nichts unter den Teppich. Bereits kleine Erfolge sind ein super Übungsfeld für den liebevollen Begleiter!

Wenn mal was schiefläuft

Lassen Sie den inneren Kritiker an dieser Stelle auf keinen Fall allein sprechen, sondern gerade an dieser Stelle sollte auch der liebevolle Begleiter sich äußern. Überlegen Sie, wie Sie bei einer guten Freundin reagieren, wenn diese einen Fehler macht. Wären jetzt nicht Verständnis, Fürsorge und ein paar aufmunternde Worte angebracht? Nicht falsch verstehen, der liebevolle Begleiter soll ja glaubwürdig sein. Es geht also jetzt nicht darum, den Fehler gut zu finden. Aber anstatt nun den Kritiker draufhauen zu lassen, könnten folgende Sätze hilfreich sein:

- »Beim nächsten Mal wirst du es besser machen, denn du weißt ja jetzt, wie es nicht geht.«
- »Es ist nicht nur deine Schuld.«
- »Kopf hoch, vielleicht kannst du ja noch was draus lernen.«
- »Das war wirklich nicht deine Sternstunde, aber die Umstände waren auch schwierig.«
- »Dafür hast du das gut gemacht.«
- »Die anderen fanden es doch gar nicht so schlecht.«

4. Selbstwertkompetenz
Stärken und Ressourcen im Blick haben

Ich bin fest davon überzeugt, dass jeder Mensch viele tolle Eigenschaften, Stärken, Fähigkeiten und Kompetenzen hat. Leider kann es manchmal sein, dass der eigene Blick auf sich selbst anders ausfällt. Ich möchte, dass wir uns dem Thema eigene Stärken und Ressourcen etwas spielerisch annähern. Denn ich bin wie gesagt überzeugt davon, dass jeder Mensch Stärken und Ressourcen einzubringen hat, und Sie sind keine Ausnahme!

Was sind eigentlich Ressourcen?

In der Psychologie fasst man unter diesem Begriff Fähigkeiten, persönliche Eigenschaften oder eine geistige Haltung zusammen, die einem helfen können, eigene Ziele zu erreichen. Es geht um Potenziale, Talente, Möglichkeiten. Kompetenzen, die uns schützen und fördern.

Weil es manchmal schwerfällt, sich mit diesem Thema zu beschäftigen, starten wir mit einem kleinen Spiel. Im Stärken- und Ressourcen-Alphabet geht es darum, zu möglichst jedem Buchstaben des ABC eigene positive Aspekte zu notieren.

Was, zu jedem Buchstaben? Ja, genau. Versuchen Sie es! Das Alphabet hat so viele schwierige Buchstaben, dass sie selbstverständlich auch alberne oder etwas weit hergeholte Aspekte (Yuppies bekochen, Qualität hochhalten, Xanten und andere Städte besichtigen, …) notieren dürfen. Aber tragen Sie vor allem Dinge ein, die Sie bei sich selbst als positiv wahrnehmen, als Stärke oder Qualität. Vielleicht ist Ihnen einmal aufgefallen, dass Sie etwas können, was andere nicht können, auch wenn Sie das gar nicht als besondere Stärke wahrnehmen. Was sind Ihre Superhelden-Kräfte? Selbstverständlich können Sie auch mehrere Aspekte zu jedem Buchstaben notieren, und es kann auch sein, dass Ihnen zu bestimmten Buchstaben partout nichts einfällt. Nehmen Sie sich mindestens zehn Minuten Zeit, um Ihr eigenes, individuelles Stärken- und Ressourcen-Alphabet auszufüllen. Holen Sie zunächst ein Blatt Papier und notieren Sie alle Buchstaben von A bis Z. Legen Sie los und schreiben Sie Ihre Stärken und Ressourcen dahinter. Folgende Fragen können helfen:

- Was kann ich gut?
- Welche Ressourcen habe ich?
- Worauf bin ich stolz?
- Was ist mir gut gelungen?
- Wo liegen meine Talente?
- Welche Fähigkeiten habe ich?
- Was zeichnet mich aus?
- Was geht mir leicht von der Hand?

Haben Sie die Aufgabe beendet? Sie können Ihre Liste jederzeit ergänzen. Lesen Sie sich die Liste noch einmal durch. Wie geht es Ihnen dabei? Fühlt es sich gut an? Ungewohnt oder unbehaglich? Fängt Ihr innerer Kritiker bereits an, die Liste auseinanderzupflücken? Macht es Sie stolz und sind Sie beeindruckt, wie viel Sie aufgeschrieben haben?

Falls es Ihnen schwergefallen ist, die Liste zu füllen, ist das in Ordnung. Ich bin trotzdem überzeugt, dass Sie viele tolle Eigenschaften haben. Vielleicht könnte es helfen, mal zu überlegen, was andere Menschen (Ihre beste Freundin, Ihr Bruder, die engste Arbeitskollegin, Ihre Nachbarn, Ihr Partner) über Sie sagen. Vielleicht fällt es Ihnen aber auch schwer, ein Brainstorming ganz allein zu machen. Vielleicht möchten Sie die Liste gemeinsam mit einer Vertrauensperson ausfüllen? Oder vielleicht auch gegenseitig? Sie schreiben die positiven Eigenschaften, Stärken und Ressourcen Ihrer Vertrauensperson auf und sie die Ihren. Nutzen Sie das Alphabet gerne, wie es für Sie passend erscheint.

Eigenschaften haben positive und negative Aspekte

Welche Eigenschaften sind eigentlich gut und erstrebenswert, welche Eigenschaften sind klar negativ? Ich bin überzeugt, dass Eigenschaften sowohl positive als auch negative Aspekte haben. Ein vorsichtiger Umgang mit Geld kann sowohl als sparsam oder auch als geizig interpretiert werden. Überlegen Sie mal, ob einige Ihrer für Sie schlechten Eigenschaften nicht auch eine positive Seite haben könnten.

Manche Eigenschaften werden aber auch erst im Kontext gut oder schlecht. Vor Kurzem habe ich meinen Kindern das schöne Märchen vom hässlichen Entlein vorgelesen. Kennen Sie die Geschichte? Was stellt sich diese Ente doch dumm an, sie ist tollpatschig und wirklich für nichts zu gebrauchen. Aber wie sich in der Geschichte herausstellt, ist es ja auch ein Schwan, der aus Versehen zwischen Entenkindern aufwächst. Manche Menschen leben in einer Umgebung, in der wenig bis keine Wertschätzung für ihre ausgeprägten Eigenschaften gezeigt wird. Aber manchmal ist auch die Frage, ob der Mensch ein Problem hat, oder ob einfach Mensch und Umgebung nicht gut zusammenpassen und es deswegen knirscht und hakt.

Stärken und Schwächen – ein unterschiedlicher Umgang

Vielleicht fragen Sie sich, ob es überhaupt okay ist, sich die eigenen Superhelden-Fähigkeiten anzugucken oder sie so zu bezeichnen. »Eigenlob stinkt«, »Hochmut kommt vor dem Fall« – kennen Sie die Sprüche? In unserer Gesellschaft hat es leider oft einen negativen Beigeschmack, wenn positive Aspekte der eigenen Person in den Vordergrund gestellt werden. Jedoch glaube ich, dass sich dies langsam verändert, was ich sehr befürworte.

Ich finde, wer über Schwächen und Fehler berichtet, darf im gleichen Maß über Stärken und Erfolge berichten.

»Ihr glaubt gar nicht, was mir heute passiert ist, ich habe mich wirklich dumm angestellt, und dann ist was wirklich mega schiefgelaufen!«

»Ihr glaubt gar nicht, was mir heute passiert ist, ich habe mich wirklich schlau angestellt, und dann ist was wirklich mega gutgelaufen!«

Sprechen Sie beide Aussagen laut aus und spüren Sie, wie es sich anfühlt. Die Aussagen unterscheiden sich nur in der Ausprägung; einmal geht es in die positive, einmal in die negative Richtung. Trotzdem gibt es Menschen, denen die negative Variante sehr vertraut ist und es nicht gelingt, den anderen Satz über die Lippen zu bringen. Wenn es Ihnen ähnlich geht, üben Sie doch genau das.

Was ist Ihnen heute besonders gut gelungen?
Schreiben Sie es auf und lesen Sie es einige Male laut vor.

____

____

____

Wenn Ihnen auffällt, dass Sie negativ sprechen, setzen Sie diesem Satz mindestens eine positive Formulierung entgegen. Versuchen Sie negative Formulierungen zu vermeiden. Ist es wirklich klug, meinem Gegenüber nur die negative Version von mir zu präsentieren?

Es gibt noch ein weiteres Problem im Umgang mit negativen Aspekten. Sie werden DEUTLICH besser erinnert und verarbeitet. Was bedeutet das?

Fehler bleiben besser im Gedächtnis als Erfolge

Fehler und Schwächen werden anders verarbeitet als Erfolge und Stärken. Die negativen Ereignisse werden besser wahrgenommen, besser verarbeitet und auch besser erinnert. Wahrscheinlich ist dies ein Überbleibsel unserer evolutionären Geschichte. Der Fokus auf negative Ereignisse wie die Begegnung mit einem Säbelzahntiger, giftige Wurzeln oder mit einem feindlichen Nachbarn war wesentlich wichtiger als zum Beispiel die Entdeckung der leckeren, roten Früchte. Eine genaue Wahrnehmung und Erinnerung an negative Ereignisse konnte lebensentscheidend sein.

Führen Sie ein Erfolgstagebuch.

Finden Sie eine Möglichkeit, Ihre Erfolge aufzubewahren und besonders hervorheben zu können. Dafür empfehle ich ein sogenanntes Erfolgstagebuch. Dies kann ein Notizbuch, ein Schnellhefter, ein digitaler Ordner oder eine Liste auf einem Zettel an der Pinnwand sein. Notieren Sie hier Ihre Erfolge, nette Komplimente, abgeschlossene Projekte. Was ist Ihnen gelungen? Wofür stehen Sie? Worauf sind Sie stolz? Sie können dieses Erfolgstagebuch täglich ausfüllen, um zu üben, sich auf die positiven Erlebnisse zu fokussieren. Sie können es einmalig aufschreiben, um ein »Nachschlagewerk« zu haben, wenn Ihnen mal Kritik und Fehler entgegenwehen. Sie können das Erfolgstagebuch aber auch immer dann zur Hand nehmen, wenn Ihnen danach ist. Finden Sie Ihren Weg, mit dem Erfolgstagebuch zu arbeiten.

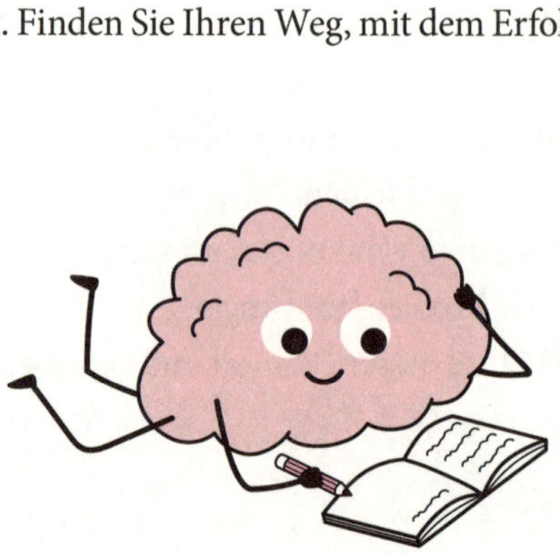

5. Selbstwertkompetenz
Selbstfürsorge

Was bedeutet es, fürsorglich zu sein? Dazu gibt es sicherlich unterschiedliche Vorstellungen und Ideen. Sich um jemanden kümmern, Hilfe anbieten, aufmerksam sein … Wenn man den Begriff »Selbstfürsorge« auseinanderpflückt, bedeutet er für sich selbst sorgen, sich um sich selbst sorgen.

Bei Fürsorge kommt auch häufig das Bild fürsorglicher Eltern auf. Eine erwachsene Person, die sich um die Bedürfnisse und Wünsche eines Kindes kümmert, für das Kind sorgt. Und dieses Bild ist eigentlich ganz passend. Selbstwertprobleme entstehen häufig, weil Menschen in der Kindheit die Erfahrung gemacht haben, dass die eigenen Bedürfnisse und Wünsche nicht wichtig genug waren. Dass sich die Bezugspersonen nicht fürsorglich verhalten haben, oder zumindest in bestimmten Lebensbereichen die Fürsorge nicht ausreichend war.

Sind Sie fürsorglich?

Wenn jemand gelernt hat, dass kein Raum für eigene Bedürfnisse und Wünsche vorhanden ist, wird diese Erfahrung oft unreflektiert und automatisch übernommen und kopiert. Eigene Bedürfnisse werden als unwichtig erlebt, Wünsche und Träume sind manchmal gar nicht bekannt, eine innere Sperre kann es unmöglich machen, diesen nachzugehen. Auf dem Weg zu mehr Selbstwert ist die Selbstfürsorge ein wichtiger Baustein. Sie hilft und drückt aus, dass die eigene Person wichtig ist. Wenn Sie Schwierigkeiten haben, sich selbst wichtig zu finden, dann drehen Sie den Spieß einfach um und beginnen Sie trotzdem mit der Selbstfürsorge: Wenn Sie sich um sich selbst kümmern, kann auch das Gefühl von Wichtigkeit sich nach und nach einstellen.

Körperliche Bedürfnisse

Zunächst ein paar Fragen:

- Schlafen Sie ausreichend?
- Machen Sie Pausen, wenn Sie müde oder erschöpft sind?
- Jeder Körper braucht Pflege (z. B. Dusche, Fettstift für die Lippen, Creme für die Hände). Achten und erfüllen Sie dieses Bedürfnis?
- Trinken Sie, wenn Sie durstig sind?
- Ernähren Sie sich gut?
- Achten Sie auf Ihr Hungergefühl und geben Sie Ihrem Körper zu essen, wenn Sie hungrig sind?
- Reagieren Sie, wenn Sie Schmerzen haben, oder sich krank oder unwohl fühlen?
- Bewegen Sie sich ausreichend?
- Gehen Sie zur Toilette, wenn die Blase drückt, anstatt noch eben 10 Minuten abzuwarten?
- Verzichten Sie auf Genussmittel wie Nikotin, Koffein, Alkohol?
- Haben Sie genug Zeit für sich, in der Sie nicht für andere da sein müssen oder nichts »erledigen«, sondern einfach nur zur Ruhe kommen können?

Wie haben Sie die Fragen beantwortet? Idealerweise sollten Sie alle Fragen mindestens mit »meistens« beantworten. Der Fragebogen kann Ihnen helfen zu erkennen, an welchen Punkten Sie arbeiten können. Markieren Sie die Fragen, die Sie mit selten oder nie beantwortet haben. Dies sind die Punkte, bei denen Sie Ihre Selbstfürsorge deutlich verbessern können. Nehmen Sie sich vielleicht ein oder zwei Punkte, auf die Sie den nächsten Monaten achten. Vielleicht möchten

Sie eine kleine Challenge machen (z. B. jeden Tag um 22 Uhr schlafen gehen, fünf Portionen Gemüse pro Tag, Treppen statt Aufzug ...).

Darauf achte ich in der nächsten Zeit

Fällt es Ihnen schwer, auf Ihre körperlichen Bedürfnisse zu achten? Fokussieren Sie einzelne Aspekte und achten Sie immer wieder darauf, ob Ihre körperlichen Bedürfnisse erfüllt werden.

Seelische Bedürfnisse

Nicht jeder ist in der Lage, die eigenen Bedürfnisse zu spüren. Leider können auch nicht alle Bedürfnisse umgesetzt werden. Ich schreibe dieses Kapitel im Februar – mein Wunsch, der aktuellen Winterkälte zu entfliehen und mich in eine Hängematte unter Palmen zu legen, ist derzeit nur schwer umzusetzen. Halten Sie einen Moment inne und überlegen Sie, was Ihre Seele gerade braucht:

Was sind Ihre seelischen Bedürfnisse?
Was könnte Ihnen guttun?

Sollten Sie auch gerade ein eher unrealistisches oder schwer zu realisierendes Bedürfnis haben, versuchen Sie zumindest, bestimmte Aspekte davon zu erfüllen. Eine Wärmeflasche und ein leckerer Tee ersetzen keine Hängematte unter Palmen, wärmen aber ebenfalls, und zwar von innen und von außen. Geht es um eine Ruhepause? Vielleicht eine kleine Auszeit auf der Couch, oder auch ein Besuch in der Therme (in der, mit etwas Glück, sowohl eine Palme als auch eine Hängematte sind)? Oder ist es die Sehnsucht nach der Ferne? Vielleicht ist es eine gute Idee, eine Reisereportage zu sehen oder Bildbände zu betrachten.

Eigene Bedürfnisse haben manchmal auch etwas mit anderen Menschen zu tun. »Ich möchte gerne öfter mit meiner Freundin spazieren gehen«, »Mein Nachbar macht immer so laute Musik, die mich stört«, »Meine Kinder sollen weniger streiten«.

Was können Sie tun, wenn Ihre Bedürfnisse von anderen Menschen abhängen? Äußern Sie Ihre Bedürfnisse und Wünsche! Viele Menschen trauen sich gar nicht, dem Gegenüber mitzuteilen, was gerade wichtig ist.

Goldene Hochzeit – ein Missverständnis

Ein altes Ehepaar hat sich nie gestritten. Am Tag ihrer Goldenen Hochzeit, als sie sich wie jeden Morgen ihr Brötchen teilen, sagt die Ehefrau: »Ach, weißt du, zur Feier des Tages möchte ich endlich auch einmal die obere Hälfte haben, eigentlich mag ich die nämlich lieber.«
»Was, du magst die lieber? Und ich habe dir immer die untere Hälfte gegeben, weil ich dachte, du magst sie lieber, obwohl ich sie lieber mag!«[4]

Dieser Witz spielt an auf das Motto: »Nur fragenden Menschen kann geholfen werden.« Manchmal kann es ganz einfach sein.

Sie wissen nicht, ob Ihr Gegenüber Ihnen vielleicht sogar Ihren Wunsch sehr gerne erfüllt, es für das Gegenüber auch einfacher ist. Natürlich kann es auch schwieriger sein. Trotzdem empfehle ich Ihnen, Ihre Bedürfnisse zu äußern. Machen Sie dies klar und deutlich, verklausulieren Sie Ihre Wünsche nicht. Es ist nicht hilfreich, wenn Sie erst mal fragen, was Ihr Gegenüber denn eigentlich gerne möchte. Wenn die Ehefrau in dem Beispiel erst mal gefragt hätte, ob der Ehemann eigentlich ihre Brötchenhälfte mag, wäre nicht klar, ob die arme Frau tatsächlich ihre Lieblingshälfte bekommen hätte. Durch die klare Formulierung ihres Bedürfnisses (wenn auch etwas spät), kann das Missverständnis sich auflösen.

Außerdem kann es auch sein, dass man für einen geliebten Menschen gerne mal eine Extrameile läuft. Oft ist es ein schönes Gefühl, einem anderen Menschen einen Wunsch zu erfüllen oder einen Gefallen zu tun. Durch das Äußern des Wunsches geben Sie Ihrer Umgebung die Möglichkeit, auf Ihre Bedürfnisse einzugehen und Ihnen etwas Gutes zu tun.

Selbstverständlich haben Sie kein Recht darauf, dass Ihre Bedürfnisse und Wünsche erfüllt werden, denn auch Ihr Gegenüber hat Bedürfnisse und es kann sein, dass diese nicht zusammenpassen. Nur durch das Äußern des Bedürfnisses und eine genaue Beschreibung der jeweiligen Position kann ein Kompromiss gefunden werden.

Sich selbst liebevoll begegnen

Das Ziel von Selbstfürsorge und dem Äußern von Bedürfnissen ist unter anderem, sich dabei zu unterstützen, mit wohlwollendem Blick auf sich selbst und das eigene Handeln zu schauen. Dabei können Sie folgende Tipps unterstützen:

Arbeiten Sie mit dem liebevollen Begleiter! Blättern Sie noch einmal zurück zur dritten Selbstwertkompetenz und nehmen Sie sich immer wieder bewusst vor, den inneren Kritiker zu zähmen und Ihren eigenen liebevollen Begleiter zu stärken.

Loben und ermutigen Sie sich!

Für manche Menschen sind Komplimente und Lob so schwierig, dass sie es wirklich erst üben müssen. Aber ich glaube, dass Lob und Aufmunterung so wichtig sind, dass ein paar Anregungen zur Verbesserung für jeden hilfreich sind.

- Schenken Sie sich ein Lächeln. Wann immer Sie Gelegenheit haben, sich selbst ins Gesicht zu schauen (beim Zähneputzen, beim Händewaschen, im Kaufhaus ...), schenken Sie Ihrem Spiegelbild ein Lächeln, ein schelmisches Grinsen, ein Lachen! Es ist übrigens erwiesen, dass das tatsächlich die Stimmung hebt!
- Nehmen Sie sich Zeit für die Frage: »Womit kannst du zufrieden sein? Was hat durch dein Zutun geklappt?«
- Was kann man alles sagen, um jemandem Mut zu machen, ihn zu unterstützen oder auch aufzubauen? Denken Sie an Sportler, die angefeuert werden, oder an ein Kind, das eine neue Aufgabe lernt. Feuern Sie sich an!

Machen Sie es sich leicht!

Erlauben Sie sich, nach den einfachen und bequemen Lösungen zu suchen.

- Geht es auch leichter? Oder noch leichter? Was mache ich dann anders? Weiß jemand anderes einen Weg, wie man es sich in dieser Situation leichter macht?
- Stellen Sie Fragen.
- Verwenden Sie Hilfsmittel.
- Verringern Sie die Anstrengung.

Machen Sie nicht alles allein!

- Nehmen Sie Unterstützung an, wann immer es möglich ist.
- Bitten Sie um Hilfe! Überlegen Sie, wer Ihnen bei Ihrer Aufgabe behilflich sein kann, dies vielleicht sogar gerne macht.

Reduzieren Sie überhöhte Ansprüche!

- Lassen Sie mal fünfe gerade sein.
- Sie können auch mal riskieren, einen Fehler zu machen.
- Erlauben Sie sich, mal nicht perfekt zu sein.
- Sie dürfen in manchen Situationen auch eigene Prinzipien über Bord werfen.
- Sie müssen nicht immer alles überspielen. Wenn Sie gerade Kummer oder Sorgen haben, dürfen Sie das auch mal zeigen.

Notieren Sie, was Sie tun möchten, um sich selbst in Zukunft liebevoller zu begegnen.

____

____

____

Genuss

Genuss ist ein wichtiger Bestandteil der Selbstfürsorge. Er drückt aus, dass Sie sich selbst wichtig und wertvoll nehmen. Gerade wenn es Ihnen schwerfällt, Ihren eigenen Bedürfnissen genug Raum zu geben, können Sie über das Genusstraining einen Zugang zu einem selbstfürsorglichen Leben finden oder Ihre Selbstfürsorge noch weiter ausbauen. Damit Sie Ihren eigenen Genuss besser entdecken können, stelle ich Ihnen zunächst einige Genussregeln vor.

Acht Regeln zum Genuss

1. **Nehmen Sie sich Zeit für Genuss!**

   Finden Sie eine Pause im oft hektischen Alltag, eine bewusste Auszeit, in der Platz für Genuss ist. Eventuell ist es auch sinnvoll, eine feste Tageszeit für Genuss zu reservieren.

2. **Erlauben Sie sich Genuss und Genießen!**

   Manchmal haben Menschen Hemmungen, schämen sich oder haben ein schlechtes Gewissen, wenn sie etwas genießen. Erlauben Sie sich also ganz bewusst, dass Sie sich selbst etwas Gutes tun. Wenn Ihnen das besonders schwerfällt, schauen Sie noch einmal genau hin, warum es ein »Genussverbot« gibt, dann können Sie es wahrscheinlich leichter entkräften und widerlegen.

3. **Genuss braucht Ihre volle Aufmerksamkeit!**

   Genuss geht nicht nebenbei! Konzentrieren Sie Ihre Aufmerksamkeit auf das Genießen und seien Sie achtsam im Hier und Jetzt. Lassen Sie andere Aufgaben oder auch Gedanken ruhen oder schieben Sie sie beiseite.

4. **Genuss ist Geschmackssache!**

   Finden Sie heraus, was Ihnen guttut und was nicht. Entdecken Sie Ihre ganz eigenen Vorlieben und Interessen. Bedenken Sie immer, dass unsere Geschmäcker unterschiedlich sind und wir dementsprechend auch unterschiedlich(es) genießen.

5. **Weniger ist mehr!**

   Manche Dinge wissen wir dadurch zu schätzen, weil wir sie nur selten haben können. Es ist manchmal leichter, eine einzige Praline zu genießen, als eine ganze Tafel Schokolade. Bedenken Sie, dass beim Genuss nicht die Menge entscheidend ist.

6. **Trainieren Sie Ihre Sinne!**

   Fokussieren Sie sich beim Genuss auf Ihre Sinne: Sehen, Hören, Tasten, Riechen und Schmecken. Es geht um die Wahrnehmung von Nuancen, die durch Erfahrung und Übung intensiviert und geschärft wird.

7. **Genießen ist alltäglich!**
   Genuss sollte nicht nur im Sommerurlaub möglich sein. Achten Sie auf die kleinen Dinge des Alltags, denn Genuss ist nicht zwangsläufig etwas ganz Außerordentliches. Verpassen Sie nicht das kleine Glück, während Sie vergeblich auf das große warten.
8. **Planen Sie Genuss!**
   Zufälliges, Spontanes und Unerwartetes kann besonderen Genuss ermöglichen. Aber im Alltag ist es oft notwendig, das Genießen zu planen, um sich dafür Zeit zu nehmen oder Vorbereitungen treffen zu können. Planung ermöglicht außerdem Vorfreude, dies kann eventuell ein zusätzlicher Genussmoment sein.

PROBIER MAL AUS!

Ideen für Genussmomente

Manchmal sollte man Genuss tatsächlich trainieren, um mehr und mehr ein Profi für kleine Genussmomente im Alltag zu werden. Ich möchte hier noch ein paar Ideen weitergeben für schöne Genussmomente.

- Sich in ein frisch bezogenes Bett zu legen
- im Frühjahr zum ersten Mal wieder im Freien frühstücken können
- nach einem Spaziergang in beißender Kälte heißen Tee oder Kakao trinken
- an einem schönen Morgen zur Arbeit radeln
- der Geruch von frischem Gebäck
- an einem heißen Tag ins kühle Wasser springen
- ein frischer Blumenstrauß auf dem Tisch
- dem Rauschen des Regens oder eines Flusses lauschen
- ein heißes Vollbad mit einer Duftsprudeltablette
- Katzen oder Hunde beim Spielen beobachten oder mit dem Hund spazieren gehen

- nach 498 erklommenen Stufen an der Turmspitze ankommen
- ein Nachmittag in der Hängematte
- nach einem heißen Tag sich völlig verschwitzt unter die Dusche zu stellen
- 20 Minuten Mittagsschlaf
- ein Rubbellos abrubbeln
- das Versinken in Musik
- jemanden streicheln oder von jemandem gestreichelt werden
- der Geruch nach einem Sommergewitter
- herzlich lachen können
- ein Freitagabend vor einem entspannenden Wochenende
- der erste Schluck nach einem längeren Durstgefühl
- Blumen und Grünpflanzen gießen oder Gartenarbeit
- Sternenhimmel anschauen
- Blick durch ein frisch geputztes Fenster
- feststellen, dass es noch viel mehr Genussmomente gibt [5]

Haben Sie eine Idee für sich gewonnen? Dann schreiben Sie sie auf.

Ich nehme mir vor

____

____

Partnerschafts-kompetenzen

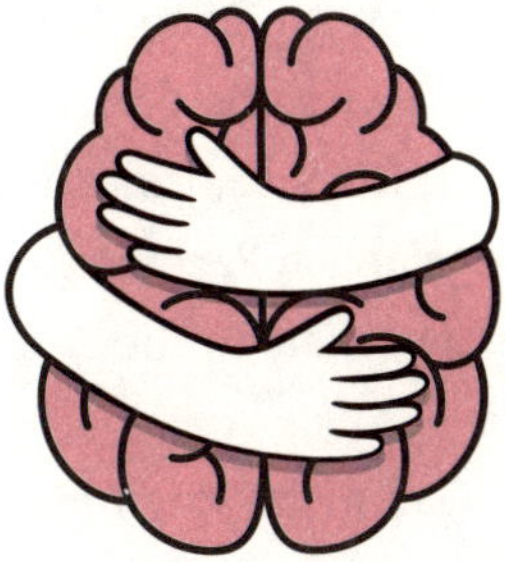

Alles für die Liebe

1. Partnerschaftskompetenz
Partnerschaft verstehen

Was genau ist eine Partnerschaft? Wikipedia sagt: »Unter anderem eine gleichzeitig sexuelle und soziale Gemeinschaft zwischen zwei Menschen (Zweierbeziehung).« Klar ist, dass eine solche Partnerschaft ganz unterschiedliche Gesichter hat, und das ist auch gut so. Es gibt Fernbeziehungen, homosexuelle Paare, die Kinder adoptieren, offene Beziehungen, Paare mit fünf Kindern, (ungewollt oder gewollt) kinderlose Paare, Paare, die sich sehr ähnlich sind, Paare, die sehr verschieden sind. Jedes Paar darf und sollte für sich entscheiden, wie die eigene gelungen Partnerschaft aussieht. Ein wichtiger Aspekt dieser Partnerschaft ist die Anziehung zueinander – Liebe und Zuneigung.

Und was ist Liebe? Gar nicht so einfach zu beschreiben. Sicherlich ist klar, dass mit »Ich liebe Schuhe« und »Ich liebe meinen Mann« ein unterschiedliches Gefühl beschrieben ist, oder? Die Liebe zwischen Eltern und Kindern, zwischen sehr guten Freunden, zu Haustieren … Auch das können sehr starke, innige Gefühle sein. All das ist Liebe. Manchmal spüren Menschen Liebe sehr stark körperlich (das berühmte Kribbeln im Bauch), manchmal ist es aber auch eher ein leises, zartes Gespür. Wichtig ist, dass sich das Gefühl »Liebe« verändern und unterschiedlich anfühlen kann.

Ich möchte Ihnen nun Hilfestellungen und Tipps für eine gute, gelungene Partnerschaft geben. Wie genau eine gute Partnerschaft aussieht? Ich weiß es auch nicht, denn die Erwartungen an Partnerschaft unterscheiden sich bei Menschen und verändern sich natürlich auch im Laufe des Lebens. Partnerschaft darf also etwas Lebendiges, Veränderungsfähiges bleiben. Machen Sie es sich schön … Machen wir uns auf den Weg, Ihre Partnerschaft so zu gestalten, wie sie sich für Sie und Ihre:n Partner:in gut und richtig anfühlt.

Die Phasen einer Partnerschaft

Wissenschaftler und Experten haben Partnerschaft in unterschiedliche Phasen aufgeteilt. Bedenken Sie, dass es natürlich immer auch Varianten gibt, denn jede Partnerschaft hat ihren individuellen Charakter. Aber ich denke, dass die Beschreibung der Partnerschaftsphasen helfen kann, die eigene Beziehung besser zu verstehen und eventuell zu verbessern.

Verliebtheitsphase

Eine Beziehung beginnt meistens mit der ersten Verliebtheit, vielleicht fliegen Schmetterlinge im Bauch. In dieser Phase fühlen sich zwei Menschen sehr zueinander hingezogen. Sie verbringen gerne Zeit miteinander und haben viel Spaß, wenn sie zusammen sind. In der Verliebtheitsphase gibt es eine starke körperliche Anziehungskraft und auch im Bett geht häufig die Post ab. Die Partner neigen in dieser Verliebtheit auch dazu, ihr Gegenüber zu idealisieren. Diese Phase ist eine besondere Zeit, in der viele biologische Prozesse im Körper ablaufen:

1. Besondere Hormone werden bei den Verliebten ausgeschüttet. Dopamin, das »Belohnungshormon«, verstärkt das Glücksgefühl, das man beim Verliebtsein empfindet. Oxytocin ist das sogenannte »Kuschelhormon« und fördert Bindung und Vertrauen. Außerdem werden Serotonin und Noradrenalin ausgeschüttet, was die Stimmung, das Verhalten und die Aufmerksamkeit beeinflusst.
2. Das Belohnungssystem wird durch das Verliebtsein aktiviert. Dieses System ist im Gehirn für das Empfinden von Lust, Motivation und positiven Emotionen verantwortlich.
3. Im Gehirn kommt es außerdem in bestimmten Bereichen zu Veränderungen (ventrales Tegmentum und Nucleus accumbens), die mit Motivation und Belohnung verbunden sind.

4. Der Herzschlag und die Atmung sind beschleunigt, dies wird häufig als »Kribbeln im Bauch« beschrieben.
5. Das Verlieben kann dazu beitragen, dass Ängste und Stress reduziert sind.

Diese körperliche Ausnahmesituation, die man durchaus mit einem kleinen Drogenrausch vergleichen kann, dauert unterschiedlich lange. Das können einige Wochen bis zu einem Jahr sein, abhängig von individuellen Umständen in der Beziehung.

Die Verliebtheitsphase ist oft sehr aufregend und erfüllend, kann aber auch mit Ängsten und Unsicherheiten verbunden sein.

Realitätsphase

Und irgendwann ist die Rauschphase vorbei. Die Beziehung wird realistischer und die Partner:innen können beginnen, sich besser kennenzulernen. Während in der ersten Verliebtheit der Partner oder die Partnerin oft idealisiert wird, werden nun auch negative Eigenschaften bewusst wahrgenommen. Dies kann zu Konflikten und Streitigkeiten führen. Es kann wichtig sein, Kompromisse zu finden und sich gegenseitig zu akzeptieren.

Konsolidierungsphase

Die Partner haben gelernt, mit den Herausforderungen, die die Beziehung mit sich bringt, umzugehen. Sie können beginnen, sich aufeinander zu verlassen. Das Paar kann nun gemeinsame Ziele finden und setzen und eine tiefere Bindung zueinander aufbauen. Konsolidieren kann man mit Festigen, Sichern und Zusammenlegen übersetzen. Diese Phase kann viele Jahre dauern. Die Konsolidierungsphase ist geprägt durch eine hohe Stabilität und Zufriedenheit.

Krisenphase

Und dann kommt der Ärger ins Paradies. In der Krisenphase können unerwartete Ereignisse oder Herausforderungen die Beziehung belasten. Die Auslöser können ganz unterschiedliche sein. Zu äußeren Umständen können Krankheit oder Arbeitsplatzverlust gehören, innerpartnerschaftliche Probleme können Vertrauensverlust oder Untreue sein. Aber auch andere Themen können ein Paar in eine Krise werfen. Wie immer bei einer Krise, kann diese eine Partnerschaft stärken oder schwächen, abhängig davon, wie die Partner:innen damit umgehen.

Neubeginn

Je nachdem, wie genau die Krisenphase gelaufen ist, arbeiten die Partner entweder daran, ihre Beziehung wiederherzustellen und zu reparieren oder können in dieser Phase gestärkt aus der Krise in eine neue Phase eintreten.

In welcher Phase steckt Ihre Beziehung?

Tauschen Sie sich mit Ihrem Partner über die einzelnen Phasen Ihrer Partnerschaft aus. Woran würden Sie den Wechsel in eine neue Phase festmachen, was ist da passiert? Welche Ereignisse und Situationen fallen Ihnen zu den einzelnen Phasen ein?

Unterschiedliche Ebenen einer Partnerschaft

Jede Partnerschaft kann unterschiedliche Ebenen haben. Diese Ebenen beinhalten unterschiedliche, eventuell auch gegensätzliche Bedürfnisse und Aufgaben. Es ist keine Voraussetzung für gelingende Partnerschaft, dass alle Ebenen Bestandteil der Partnerschaft sind.

Die Liebenden: Eine Partnerschaft ist durch Zuneigung gekennzeichnet. Die Menschen mögen und lieben sich, fühlen sich voneinander angezogen.

Die Lebensgefährten: Partner teilen ihren Alltag, sie versuchen gemeinsame Ziele zu erreichen und gehen gemeinsame Wege.

Die Eltern: Durch die Geburt von Kindern bricht das bisherige Zweiersystem auf und es bildet sich eine Familie. Das Paar beschäftigt sich mit der Erziehung und Versorgung der Kinder.

Funktionieren alle Ebenen?

Keine Sorge – ich stelle Ihnen hier zwar die Partnerschaftsebenen vor, aber selbstverständlich sind nicht immer alle Ebenen gleich stark vertreten. Es gibt keine Idealverteilung, jedes Paar darf die für sich ideale Verteilung in unterschiedlichen Lebensabschnitten neu finden.

Gerade zu Beginn einer Partnerschaft ist die Ebene der Liebenden besonders ausgeprägt. Die Elternebene kann so viel Raum einnehmen, dass die anderen Ebenen nicht ausreichend berücksichtigt werden.

Wie ist die Verteilung der einzelnen Partnerschaftsebenen in Ihrer Beziehung?

____ % Liebende

____ % Lebensgefährte

____ % Eltern

Sind Sie mit der Verteilung zufrieden und, wenn nein, welche Veränderung wünschen Sie sich?

Die fünf Sprachen der Liebe (nach Gary Chapman)

Liebe kann auf unterschiedliche Weise ausgedrückt werden. Nehmen Sie sich einen Moment Zeit, um meine Fragen zu beantworten, Sie können auch später zu den Fragen zurückkehren oder sie ergänzen. Manchmal ist es gar nicht so einfach, festzustellen, wie Liebe ausgedrückt wird. Berücksichtigen Sie, was Sie oder Ihr Gegenüber tun, um auszudrücken, dass Sie sich lieben. Überlegen Sie, wann Sie sich nicht geliebt fühlen oder sich gekränkt fühlen, weil der oder die andere die Liebe nicht ausreichend ausgedrückt hat.

Wie drücken Sie Ihre Liebe aus?

Die Idee der fünf Sprachen der Liebe wurde erstmals von Dr. Gary Chapman in seinem Buch *Die fünf Sprachen der Liebe* vorgestellt.[6] Laut Dr. Chapman gibt es fünf grundlegende Arten, wie Menschen Liebe ausdrücken und erleben. Jeder Mensch hat seine eigene »Liebessprache«, vielleicht sogar einen speziellen »Dialekt«. Wenn zwei Menschen aufeinandertreffen, die die gleiche »Muttersprache« haben, gibt es keine Probleme, sich zu verstehen. Wenn zwei Menschen allerdings unterschiedliche Liebessprachen haben, ist es wichtig, die andere Sprache zu lernen und für sich zu übersetzen. Denn wenn man die Liebessprache des Partners oder der Partnerin versteht und ihm bzw. ihr auf diese Weise seine Liebe zeigt, kann man die Beziehung stärken und vertiefen.

1. Lob und Anerkennung

Menschen, die diese Sprache der Liebe sprechen, fühlen sich durch Worte der Anerkennung, des Lobes und der Zustimmung geliebt. Sie brauchen Bestätigung und Wertschätzung durch ihren Partner.

Sie wollen diese Sprache lernen?

- Worte sind wichtig, lernen Sie, Lob und Anerkennung auszusprechen!
- Machen Sie Komplimente! Wenn Ihnen das schwerfällt, nehmen Sie sich vor, Ihrem Partner jeden Tag ein Kompliment zu machen.
- Sagen Sie »Ich liebe dich«, üben Sie hier unterschiedliche Formulierungen.
- Schauen Sie auf die Stärken und Fähigkeiten Ihres Gegenübers. Sagen Sie, wie toll Sie diese Eigenschaften finden.
- Schicken Sie gelegentlich einen liebevollen oder ermutigenden Gruß per Smartphone.
- Bedanken Sie sich. Das dürfen auch alltägliche Dinge sein.

2. Zweisamkeit – die Zeit nur für euch

Die volle Aufmerksamkeit und Anwesenheit des Partners zu genießen, das mögen Menschen, die diese Sprache der Liebe sprechen. Sie brauchen Zeit, um miteinander zu reden und Dinge zu unternehmen.

Sie wollen diese Sprache lernen?

- Machen Sie einen Spaziergang zu zweit und unterhalten sich.
- Fragen Sie doch mal wieder, was Ihr Partner oder Ihre Partnerin gerne unternehmen möchte. Machen Sie eine Liste und versuchen Sie mindestens eine Aktivität pro Monat umzusetzen.
- Wenn sie nicht zusammen sind, beziehen Sie den anderen in Ihren Tagesablauf mit ein. Schicken Sie Fotos vom Tag oder erzählen Sie kleine Zwischenfälle.
- Planen Sie besondere »Paar-Zeiten«: Bestellen Sie einen Babysitter und machen einmal pro Woche einen Date-Abend, machen Sie regelmäßig Wochenend-Ausflüge, blocken Sie Zeiten im Kalender, die nur für Sie beide sind.
- Nutzen Sie auch Haushaltstätigkeiten dazu, sich auszutauschen und Nähe herzustellen.

3. Geschenke, die von Herzen kommen

Hier wird die Liebe über kleine Aufmerksamkeiten und Geschenke ausgedrückt. Menschen, die diese Sprache der Liebe sprechen, schätzen es, wenn ihr Partner sich Gedanken über sie macht und zeigt, dass er an sie denkt.

Sie wollen diese Sprache lernen?

- Geschenke müssen keine Frage des Geldes sein, denken Sie auch an Geschenke, die eigentlich nichts kosten.
- Verschenken Sie doch zum Geburtstag oder Jahrestag mal eine ganze Woche jeden Tag etwas.
- Schauen Sie sich in der Natur um: Bringen Sie von Ihrem nächsten Spaziergang Ihrem:r Partner:in etwas mit.

- »Handmade« ist toll und manchmal kann man die Liebe, die darin steckt, auch spüren. Überraschen Sie Ihren Partner mit einem selbst gemachten Geschenk. Lassen Sie sich von YouTube-Tutorials inspirieren oder besuchen Sie einen Kunst- oder Bastelkurs.
- Notieren Sie sich Geschenkideen. Wenn Ihr Partner oder Ihre Partnerin erwähnt, dass etwas schön oder interessant ist – vielleicht ist das schon die nächste Idee, um einen Wunsch zu erfüllen.
- Wenn Sie keine Ahnung haben, fragen Sie doch Freunde oder Familienangehörige. Lassen Sie sich bei der Geschenkauswahl ruhig beraten.

4. Hilfsbereitschaft

Praktische Hilfe und Unterstützung drücken für diese Menschen Liebe aus. Sie schätzen es, wenn ihr Partner ihnen bei den täglichen Aufgaben hilft oder ihnen einen Gefallen tut.

Wie können Sie diese Sprache lernen?

- Zeigen Sie Ihre Liebe, indem Sie Dinge erledigen, von denen Sie wissen, dass Liebling sich freut, wenn sie erledigt sind: aufräumen, etwas reparieren, Unkraut jäten, Altpapier wegbringen …
- Fragen Sie, welche Dinge in nächster Zeit erledigt werden müssen. Und worüber die Person sich freuen würde. Planen Sie, wann Sie diese Dinge umsetzen werden.
- Überraschen Sie Ihren Partner oder Ihre Partnerin, indem Sie unerwartete Dinge erledigen. Holen Sie sich eventuell Unterstützung von Freunden oder Familienangehörigen dazu.
- Wenn Sie die finanzielle Möglichkeit haben, delegieren Sie Arbeiten, auf die keiner von Ihnen beiden Lust hat, wie Gartenarbeit oder Putzen.
- Halten Sie Ihrem Partner oder Ihrer Partnerin in bestimmten Situationen den Rücken frei. Nehmen Sie dann beispielsweise alle Telefonanrufe entgegen oder kümmern Sie sich um die Kinder.

- Tun Sie jemandem oder einer Sache, die dem anderen am Herzen liegt, etwas Gutes. Kümmern Sie sich um ein Haustier oder engagieren Sie sich in einem Projekt, das ihm oder ihr wichtig ist.

5. Zärtlichkeit

Körperliche Berührungen wie Umarmungen, Küsse und Streicheleinheiten drücken Liebe aus. Menschen, die diese Liebessprache sprechen, brauchen regelmäßige körperliche Nähe, um sich geliebt zu fühlen.

Wie können Sie diese Sprache lernen?

- Schlendern Sie Hand in Hand durch die Gegend
- Berühren Sie Ihr Gegenüber zärtlich, indem Sie sanft über den Arm streicheln, es in den Arm nehmen oder die Hand auf die Schultern legen.
- Geben Sie den Anstoß, um miteinander zu schlafen.
- Ergreifen Sie die Hand Ihres Partners oder Ihrer Partnerin, wenn Sie entspannt auf der Couch sind.
- Fangen Sie mit einer Fußmassage an und berühren Sie auch andere Körperteile, wie es für sie oder ihn angenehm ist.
- Wenn Sie räumlich getrennt sind, schaffen Sie Strategien, um sich symbolisch zu berühren. Schreiben Sie einen handgeschriebenen Brief (statt E-Mail), den man in die Hand nehmen kann, schicken Sie ein Kleidungsstück oder ein Foto von sich und geben Sie somit dem anderen etwas zum Anfassen.

Die Sprachen der Liebe im Partnerschafts-Alltag

Probleme in einer Partnerschaft können darauf zurückgeführt werden, dass zwei Menschen unterschiedliche Arten haben, Liebe auszudrücken. Ich mag den Vergleich mit den Sprachen, denn dass es zwischen Menschen, die unterschiedliche Sprachen sprechen, zu Missverständnissen kommt, ist verständlich und nachvollziehbar.

Stellen Sie sich folgende Situation vor:

Marie spricht die Sprache der Geschenke, regelmäßig bringt sie Kleinigkeiten für ihre Partnerin Lisa mit, gibt sich viel Mühe, Lisa kleine Wünsche zu erfüllen. Dafür zieht sich Marie gerne zurück und überrascht Lisa dann mit selbst gemachten Aufmerksamkeiten. Aus Maries Sicht sind dies kleine Liebesbotschaften. Wenn Lisa eine andere Sprache der Liebe spricht, kann es sein, dass ihr die Geschenke wenig bedeuten, sie sich von Marie nicht geliebt fühlt. Erst das Wissen um die unterschiedlichen Sprachen der Liebe ermöglicht es ihr, die Sprache der Geschenke zu lernen und die Aufmerksamkeiten richtig einordnen zu können.

Bemühen Sie sich, die Sprache des Partners auszudrücken und zu verstehen. Berücksichtigen Sie, dass es auch sein kann, dass Menschen »zweisprachig« aufgewachsen sind und dass es sehr spezifische Dialekte gibt. Machen Sie sich ebenfalls klar, dass die meisten Menschen sich am liebsten in ihrer »Muttersprache« ausdrücken.

Welches ist Ihre Sprache der Liebe und welche die Ihres Partners oder Ihrer Partnerin?

2. Partnerschaftskompetenz
Die Liebe lebendig halten

Liebe, Anerkennung, Wertschätzung und Zuneigung sind das Besondere einer Partnerschaft. Sie sind das Fundament einer Beziehung, das verbindende Element zwischen zwei Menschen. Eigentlich ist das klar, trotzdem passiert es Paaren, dass die Liebe zu wenig Raum bekommt. Sorgen Sie dafür, dass Liebe und Zuneigung in Ihrer Partnerschaft spürbar sind.

Anerkennung, Wertschätzung und Zuneigung im Alltag

Was macht eine zufriedene Partnerschaft aus? Forschungen aus der Beziehungswissenschaft zeigen, dass glückliche Paare auf eine besondere Art kommunizieren: Der entscheidende Unterschied zwischen zufriedenen und unzufriedenen Paaren liegt im Verhältnis zwischen positiven und negativen Kontaktpunkten oder Interaktionen.

Die große Herausforderung: die 4:1-Regel

Eine gesunde glückliche Beziehung hat etwa das Verhältnis 4:1, manche Studien weisen auch auf ein Verhältnis von 5:1. Lassen Sie sich das noch mal richtig durch den Kopf gehen: Auf jeden kritischen oder negativen Kommentar sollten also vier bis fünf positive Interaktionen folgen. Bei statistischen Werten kann es immer auch Abweichungen geben, aber die 4:1-Regel kann ein Anhaltspunkt sein, wie es idealerweise sein sollte.

Diese Regel bedeutet auch, dass es innerhalb einer Beziehung durchaus Konflikte, Kritik oder negative Kommentare geben darf.

Wenn Sie eine zufriedene Beziehung haben möchten, ist es aber wichtig, dass positive Interaktionen wie Lob, Anerkennung, Zärtlichkeiten, Aufmunterungen, Wertschätzung, Komplimente usw. nicht nur doppelt so häufig vorkommen sollten, sondern mindestens viermal häufiger als die negativen Interaktionen. Mehr geht natürlich immer.

Wie schätzen Sie das Interaktionsverhältnis in Ihrer Beziehung ein? Was wollen Sie ggf. tun, um das Verhältnis zu verbessern?

Positive Interaktionen? Mir fällt nichts ein …

Manche Paare dürfen positive Interaktionen (wieder) üben. Brauchen Sie Ideen?

- **Machen Sie Ihrem Partner ehrliche Komplimente:** »Gut siehst du aus.« »Das hast du richtig lecker gekocht.« »Mir gefällt dein Lachen einfach immer gut.«, »Wow, da hast du dich aber richtig angestrengt.« »Dein neues T-Shirt gefällt mir.« … Wichtig: Ein Kompliment sollte ehrlich sein. Es kann sein, dass es Ihrem Partner schwerfällt, Komplimente anzunehmen. Macht nichts, jeder hört sie trotzdem gerne.
- **Bedanken Sie sich:** »Danke, dass du mir das abgenommen hast.« »Danke fürs Frühstückmachen.« »Danke, dass du an mich glaubst.« »Deine Unterstützung tut mir total gut, danke.« »Danke, dass du die Wohnung aufgeräumt hast.«

- **Kleine Zärtlichkeiten:** Nehmen Sie Ihren Partner in den Arm, streifen Sie im Vorbeigehen den Rücken, kraulen Sie die Füße, streicheln Sie … Sie wissen, was Ihr Liebster oder Ihre Liebste mag.
- **Aufmunternde Gesten:** Ein Lächeln, ein Augenzwinkern, ein zustimmendes Nicken, Daumen hoch, das können positive Interaktionen sein.
- **Kleine Aufmerksamkeiten:** Das kann ein kleines Geschenk sein, der Lieblingskaffee, den Sie mitgebracht haben, oder auch kleine Tätigkeiten wie die Glühbirne, die endlich ausgetauscht wird.
- **Verwöhnen Sie Ihren Lieblingsmenschen:** Sie wissen doch, was Ihr Partner so gerne mag, lassen Sie die Badewanne einlaufen, kochen Sie das Lieblingsessen, begleiten Sie Ihre:n Partner:in beim Hundespaziergang …
- **Bestärken Sie Ihre:n Partner:in:** Feuern Sie ihn oder sie an bei Herausforderungen, stimmen Sie in Diskussionen zu und schlagen sich auf die Seite Ihres Partners.

Es fällt Ihnen schwer, damit anzufangen? Schon wieder den ersten Schritt zu machen, obwohl es vielleicht schön wäre, wenn das Gegenüber endlich mal auf Sie zugeht? Nicht jeder kann gleich gut den ersten Schritt machen. Aber ich möchte auf eine Tatsache hinweisen: Je mehr man vom Partner verwöhnt wird, umso mehr fühlt man sich zum Partner hingezogen und umso mehr ist man auch bereit, den Partner oder die Partnerin zu verwöhnen. Wenn Sie also anfangen, machen Sie es ihm oder ihr leichter und eine gute Wechselwirkung kann entstehen. Von positiven Interaktionen profitieren immer beide Beteiligte.

Liebe ist das Einzige,
was sich verdoppelt, wenn man es teilt.

Albert Schweitzer

Partnerschaft ist Freundschaft

Neben all den Aufgaben und Funktionen, die eine Partnerschaft erfüllen kann, sollte ein wichtiger Bestandteil auch ein freundschaftlicher Austausch sein. Das bedeutet nicht, dass Ihr:e Partner:in ALLES mit Ihnen machen sollte. Zum Fußballspiel gehen Sie vielleicht lieber mit Ihrer Frühstücksrunde aus dem Büro, zum Shoppen vielleicht lieber nur mit Ihrer Mama und joggen gehen Sie vielleicht am liebsten alleine. All das ist okay, aber für eine glückliche und gesunde Partnerschaft ist es wichtig, die verbindenden Elemente im Blick zu haben und zu pflegen.

Wie gut kennen Sie sich?

Ein weiterer wichtiger Bestandteil einer zufriedenen Partnerschaft ist, den Eindruck zu haben, dass Ihr Gegenüber Sie gut kennt und Sie versteht. Je mehr Sie mit Ihrem Partner im Austausch sind, je mehr Sie über ihn oder sie wissen, um so zufriedenstellender ist wahrscheinlich auch Ihre Partnerschaft. Es geht darum, Bedürfnisse und Wünsche jedes Partners zu erkennen und ein tieferes Verständnis für Ihre Beziehung zu bekommen. Den oder die Partner:in gut zu kennen, stärkt und vertieft Ihre Partnerschaft und kann Ihre Beziehungsqualität weiter steigern.

Die Partnerschafts-Bibliothek

Stellen Sie sich vor, dass all Ihr Wissen über Ihren Partner oder Ihre Partnerin und Ihre Partnerschaft in einer Partnerschafts-Bibliothek gespeichert ist. Überlegen Sie mal: Wie groß ist Ihre Bibliothek? Wie aktuell sind die Bücher, die darin stehen? Haben Sie vielleicht nur noch eine vage Ahnung, was bei Ihrem Partner gerade los ist? In welchen Abteilungen waren Sie eigentlich noch gar nicht, was gibt es noch zu entdecken? Welche Bereiche möchten Sie ihm oder ihr unbedingt mal zeigen, welche Themen wollen Sie vielleicht auch für sich behalten?

Manchmal tut es gut, ein bisschen Schwung in Ihre Partnerschafts-Bibliothek zu bringen. Ich habe hier eine Reihe von Fragen notiert, die Ihnen Impulse geben können, Ihre Partnerschafts-Bibliothek zu aktualisieren. Die Fragen sind nicht annähernd vollständig und nicht jede Frage oder Abteilung ist für jede Partnerschaft relevant. Nutzen Sie die Fragen, wie es für Sie passend ist. Nehmen Sie sich einen ruhigen Moment mit Ihrem Partner oder Ihrer Partnerin und beantworten Sie sich gegenseitig ein paar Fragen. Wenn Sie dadurch ins Gespräch kommen und sich »festquatschen«, umso besser!

Abteilung Geschichte und Vergangenheit

- Was hat dazu geführt, dass du dich in mich verliebt hast?
- Was hatte ich an, als wir uns zum ersten Mal sahen?
- Welchen Urlaub fand ich am schönsten?
- Welches ist meine schönste Kindheitserfahrung?
- Wofür hast du als Kind dein Taschengeld ausgegeben?
- Welche ist meine schlimmste Erfahrung aus der Kindheit?
- …

Abteilung gemeinsame Zeit

- Wie sieht aus deiner Sicht ein perfekter Abend zu zweit aus?
- Was gefällt dir so gut, dass du nicht genug davon bekommen kannst?
- Wohin würde ich gerne mit dir verreisen?
- Über welches Geschenk würde ich mich am meisten freuen?
- …

Abteilung Hobbys und Interessen des Partners, der Partnerin

- Welche Musikgruppe, welchen Komponisten oder welches Instrument mag ich aktuell am liebsten?
- Was ist mein Lieblingsgericht?
- Was ist meine Lieblingsfarbe?

- Welche Sportart mag ich am liebsten? Welche Sport-Mannschaft mag ich am liebsten?
- Was ist mein Lieblingsfilm?
- Nenne eins meiner bevorzugten Magazine.
- Welche Art von Büchern lese ich am liebsten?
- Welche Kleidung trage ich gern?
- Welches Tier mag ich am liebsten?
- Welches ist mein Lieblingslied?
- …

Abteilung Freizeit

- Wie verbringe ich am liebsten meine Freizeit?
- Wie verbringe ich am liebsten mein Wochenende?
- Wo bestelle ich am liebsten Essen, oder in welches Restaurant gehe ich am liebsten, wenn ich mal nicht kochen will?
- Wohin würde ich gern einen Kurztrip machen?
- …

Abteilung Persönlichkeit

- Welches Talent hätte ich gerne?
- Womit bringst du mich immer wieder zum Lachen?
- Wovor habe ich am meisten Angst oder was wäre für mich die größte Katastrophe?
- Welche wichtigen Ereignisse liegen gerade vor mir? Was denke ich darüber?
- Wie löse ich am liebsten Probleme?
- Wie sieht für mich der ideale Job aus?
- Nenne zwei der Menschen, die ich am meisten bewundere.
- …

Abteilung Zukunftspläne

- Welche aufregende Sache könnten wir mal gemeinsam wagen?
- Was möchtest du unbedingt noch mit mir erleben?

- Wohin möchtest du mit mir gerne reisen?
- Welche persönlichen Verbesserungen möchte ich in meinem Leben erreichen?
- Was ist mein größter Traum?
- …

Abteilung Wir als Paar
- Wodurch fühlst du dich von mir besonders geliebt?
- Was erzählst du anderen Menschen gerne über unsere Beziehung?
- Was ist für dich das Schönste an unserer Liebesbeziehung?
- Welche Stärke zeichnet uns als Paar aus?
- …

Abteilung Sexualität
- Zu welcher Tageszeit habe ich am liebsten Sex?
- Was macht mich sexuell an?
- Welche Seite des Betts ziehe ich vor?
- Wann habe ich gar keine Lust auf Sex?
- …

Abteilung Gefühle
- Worüber bin ich am meisten traurig?
- Nenne eine meiner Sorgen oder Ängste.
- Was war mir besonders peinlich?
- Welche Hoffnungen, Wünsche, Sehnsüchte habe ich? Nenne zwei.
- …

Ergänzen Sie Ihre persönliche Partnerschafts-Bibliothek um Abteilungen und Fragen, die für Sie beide wichtig sind!

Gemeinsame Erinnerungen – machen Sie etwas zusammen!

Achten Sie darauf, regelmäßig gemeinsam schöne Dinge zu tun. Denken Sie daran, dass Zweisamkeit auch eine Sprache der Liebe ist, also eine Möglichkeit, Liebe auszudrücken. Gemeinsame Aktivitäten vertiefen Ihr Gemeinschafts- und Zusammengehörigkeitsgefühl, die Bindung zwischen Ihnen wird gestärkt. Sie schaffen gemeinsame schöne Erinnerungen, die Sie auch mal durch die Saure-Gurken-Zeit tragen können. Positive Erlebnisse können Ihre Beziehung mit positiven Gefühlen und Wohlbefinden aufladen. Wenn Sie zusammen Abenteuer und Herausforderungen meistern, können Sie sich gegenseitig unterstützen, stärken und Ihr Vertrauen ineinander steigern.

Was können Sie also tun? Natürlich etwas, was Ihnen beiden Spaß macht. »Schöne Dinge« definiert jeder Mensch anders. Wenn Sie die gemeinsame Zeit alleine planen, versuchen Sie den Geschmack Ihres Partners zu treffen. Ein paar Tipps und Ideen, die Sie vielleicht inspirieren, eine schöne Zeit mit Ihrem Partner oder Ihrer Partnerin zu verbringen.

- **Kochen und Essen:** Liebe geht durch den Magen? Vielleicht. Haben Sie Lust, ein neues Gericht gemeinsam zu kochen? Gibt es ein interessantes Kochbuch, das Sie von vorne bis hinten zusammen kochen wollen? In der Nähe hat ein neues Restaurant eröffnet – probieren Sie es aus! Zaubern Sie zusammen ein »perfektes Dinner« und lachen Sie gemeinsam, falls es doch eher seltsam schmeckt.
- **Bewegung und Sport?** Haben Sie Lust, gemeinsam eine neue Sportart auszuprobieren? Ein gemeinsamer Tanzkurs? Oder für Sportmuffel ein gemeinsamer Spaziergang um den See? Wie wäre es, gemeinsam mit dem Rad ins Freibad zu fahren? Oder mal die Schlittschuhe auszuprobieren?

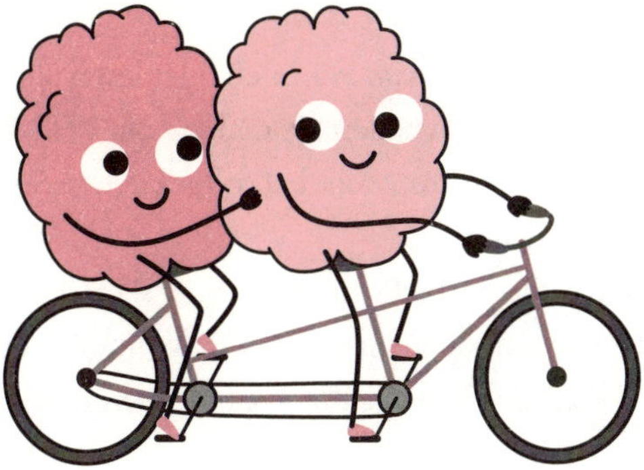

- **Kunst und Kultur:** Die wenigsten Menschen kennen die Museen ihrer eigenen Heimatstadt, die mittlerweile häufig besser sind als ihr Ruf. Gibt es eine interessante Ausstellung? Wann waren Sie das letzte Mal im Theater oder Ballett? Oder vielleicht mal ganz unbekannte Musik ausprobieren? Könnte ja gut sein.
- **Natur und Abenteuer:** Mal wieder Lust auf Natur? Welche Parks und Wälder möchten Sie gerne entdecken? Setzen Sie sich doch auf den Baumstamm und genießen Sie den Ausblick. Fahren Sie in die Berge. Wissen Sie, wie die Pflanze mit den seltsamen Blättern heißt?
- **Spieleabend:** Es gibt so lustige, knifflige Gesellschaftsspiele. Auch Klassiker wie Mensch-ärgere-dich-nicht oder Kniffel können Spaß machen.
- **Reisen und Ausflüge:** Haben Sie Ihren Sommerurlaub schon gemeinsam geplant? Bereits die Planung kann eine schöne gemeinsame Beschäftigung sein. Gibt es interessante Ausflugsziele, vielleicht sogar in Ihrer Stadt? Vielleicht haben Sie Lust auf eine Städtereise, vielleicht auch eher raus in die Natur.
- **Entspannung und Wellness:** Gehen Sie doch gemeinsam ins Spa. Machen Sie zusammen Yoga oder meditieren Sie zusammen. Vielleicht ist es auch eine schöne Idee, den Partner mit einer besonderen Massage zu verwöhnen.
- **Lesen und Lernen:** Gemeinsam Neues zu entdecken, kann eine schöne Beschäftigung sein. Lesen Sie gemeinsam ein Buch, lau-

schen Sie gemeinsam einem Hörbuch oder lesen Sie sich abwechselnd ein Kapitel vor. Schauen Sie mal, ob die VHS in Ihrer Nähe interessante Kurse im Angebot hat, oder buchen Sie einen spannenden Online-Kurs.

- **Oder machen Sie einfach nichts.** Legen Sie sich auf die Couch oder setzen Sie sich bequem auf den Balkon, machen Sie einfach nichts und genießen Sie es, einfach zusammen zu sein – ohne Ablenkung.

Ich hoffe, meine Liste gibt Ihnen Anregungen, gemeinsame Aktivitäten zu finden. Vielleicht sind manche meiner Vorschläge überhaupt nicht nach Ihrem Geschmack, oder Sie denken: »Oh, das ist eine tolle Idee, aber das macht mein:e Partner:in niemals mit.« Dann überlegen Sie sich was anderes. Finden Sie für sich heraus, was Ihnen beiden Spaß macht.

Auch wenn wenig Zeit oder Geld da ist, gibt es Möglichkeiten. Wenn das Restaurant um die Ecke Ihr Budget sprengt, ist ein Picknick im Wohnzimmer die bessere Alternative. Gerade für Eltern mit (kleinen) Kindern ist es oft schwierig, Zeit für Zweisamkeit zu finden. Gibt es einen Babysitter? Können Sie sich von Freunden zum Geburtstag vielleicht mal die Kinderbetreuung wünschen? Vielleicht ist es aber auch eine gute Idee, ein Date im eigenen Wohnzimmer zu veranstalten. Seien Sie erfinderisch. Hauptsache, Ihr Partner sieht Sie nicht nur in Jogginghose vorm Fernseher.

Notieren Sie, welche schönen Dinge Sie ausprobieren oder öfter unternehmen wollen

3. Partnerschaftskompetenz
Konfliktfähigkeiten

Wenn zwei Individuen mit unterschiedlichen Vorstellungen, Bedürfnissen und Wünschen aufeinandertreffen, sind unterschiedliche Meinungen vorprogrammiert. Dass es innerhalb einer Beziehung zu Meinungsverschiedenheiten kommt, ist nicht verwunderlich, sondern vollkommen normal und zu erwarten. Konflikte innerhalb einer Partnerschaft sind die Regel und nicht die Ausnahme.

Die häufigsten Konfliktthemen

Kommunikation

Gute Kommunikation ist eine große Herausforderung, die nicht immer gelingt. Mit dem falschen Unterton kann die gleiche Aussage das Gegenüber schon zur Explosion bringen. Konflikte können ganz banal durch Missverständnisse entstehen, wenn das Gegenüber die guten Absichten der Aussage nicht erkennen kann. Gerade in einer Partnerschaft geht es oft um Themen, die emotional wichtig sind. Trotzdem ist es notwendig, eigene Gedanken sachlich und auf eine nicht-angreifende Art auszudrücken. Da dies nicht immer gut gelingt, entsteht ein Konflikt.

Versuchen Sie offen, ehrlich und respektvoll mit Ihrem oder Ihrer Liebsten zu kommunizieren. Hören Sie aufmerksam zu. Wenn Ihnen nicht klar ist, was genau der oder die andere Ihnen gerade mitteilen möchte, fragen Sie nach. Wenn es Ihnen gelingt, die Perspektive Ihres Partners einnehmen zu können, können Sie Konflikte entschärfen.

Große und kleine Entscheidungen

Ein älteres Ehepaar besucht einen Paartherapeuten. Der Therapeut fragt sie, was ihr Geheimnis für eine glückliche Ehe ist. Der Mann antwortet: »Wir haben beschlossen, dass ich für die großen Entscheidungen zuständig bin und meine Frau für die kleinen.« Der Therapeut ist neugierig und fragt nach Beispielen für große und kleine Entscheidungen. Der Mann antwortet: »Nun, zum Beispiel entscheide ich, ob wir in den Krieg ziehen oder nicht, und meine Frau entscheidet, wo wir leben und was wir essen.« Der Therapeut ist etwas überrascht und fragt weiter: »Und wie läuft das so für Sie?« Der Mann antwortet: »Bisher hatten wir noch keine großen Entscheidungen zu treffen.«

Finanzen

Der Umgang mit Geld kann sehr unterschiedlich sein. Welche Einstellung haben Sie zum Thema Geld? Welche Ausgaben haben Priorität? Verdienen Sie viel oder wenig? Nur mit dem eigenen Geldbeutel umzugehen kann schon eine Herausforderung sein. In der Partnerschaft können darüber hinaus zwei sehr verschiedene Umgangsweisen mit dem Thema Geld aufeinandertreffen. Nun muss ein gemeinsamer Finanzplan her, der unterschiedlich klar und differenziert ausgearbeitet sein kann.

Überlegen Sie, wie Sie mit Ihrem Geld umgehen wollen. Gibt es ein gemeinsames Konto, von dem alles bezahlt wird? Hat jeder ein eigenes Konto und gemeinsame Ausgaben werden (mehr oder weniger) fair geteilt? Wie wollen Sie als Paar mit Ihrem Geld umgehen? Zum Beispiel, wenn eine:r von Ihnen deutlich mehr verdient.

Nachfolgend stelle ich Ihnen ein paar Fragen, die Ihnen helfen können, sich mit dem Thema auseinanderzusetzen. Denn welches der richtige Weg ist, entscheiden Sie.

- Gibt es finanzielle Ziele, die Ihnen wichtig sind? (Eigenes Haus, große Reise, private Altersvorsorge, finanzielle Unabhängigkeit, besondere Ausbildung für die Kinder …)
- Was ist aus Ihrer Sicht eine faire Aufteilung der Finanzen? 50:50 oder abhängig von den Einkünften? Wer soll welche Ausgaben übernehmen?
- Gibt es Budgetgrenzen für bestimmte Ausgaben? (Wie teuer darf ein Friseurbesuch sein? Wie teuer die neue Musikanlage? Wie viel Geld möchten Sie für Urlaub ausgeben, wie viel für ein neues Auto?) Wenn Sie einen gemeinsamen Budgetplan erstellen und gemeinsam festlegen, wie viel Geld in unterschiedliche Ausgabenbereiche fließen soll, kann das an anderer Stelle Konflikte vermeiden. Wichtig: Ein Budgetplan sollte regelmäßig überprüft und angepasst werden.
- Möchten Sie Ihr Geld komplett zusammenschmeißen oder ist es Ihnen wichtig, eigenes Geld zu haben? Ein 3-Konten-Modell kann hilfreich sein: Es gibt ein gemeinsames Konto mit gemeinsamem Geld, die anderen Konten gehören jedem für sich.

Intimität

Wie viel Nähe braucht eine Partnerschaft? Auch hier kann es sein, dass zwei Menschen mit unterschiedlichen Bedürfnissen, Vorlieben und Wünschen aufeinandertreffen. Dem Thema Intimität und Sexualität habe ich ein eigenes Kapitel gewidmet (s. Seite 84).

Familienangelegenheiten

Es gibt viele unterschiedliche Familienmodelle. Zur traditionellen Auffassung von Familie gehören Vater, Mutter und Kinder. Patchworkfamilien mit Stiefeltern und -kindern, Halbgeschwistern, alleinerziehende Familien und gleichgeschlechtliche Familien führen zu einer bunten Vielfalt. Vielfältig sind auch die Ansichten, Werte, Bedürfnisse und Vorstellungen innerhalb einer Familie.

Wie geht Familie? Wenn zwei Menschen zusammenkommen, bringen sie häufig zwei unterschiedliche Erfahrungs- und Vorstellungswelten bezüglich Familie mit. Welche Traditionen gibt es, welche Werte? Wie und wie häufig wird miteinander kommuniziert? Was ist okay und wo liegen die Tabus? Welche Familienregeln gibt es? Die Herausforderung für eine Partnerschaft liegt darin, aus diesen Unterschiedlichkeiten eine gemeinsame Vorstellung für die eigene Partnerschaft bzw. für die eigene Familie zu finden.

Auch können Familienmitglieder aus der Kernfamilie eine Partnerschaft enorm herausfordern. Einmischungen durch Eltern, Geschwister oder auch die Mutter des ersten Kindes können Vorstellungen und Forderungen in die Beziehung tragen. Hier ist es wichtig, dass jedes Paar zusammenhält und gemeinsam eigene, neue Vorstellungen entwickeln kann.

Ein weiterer Streitpunkt können die eigenen Kinder sein. Kinder sind wunderbar, bringen aber auch große Herausforderungen mit sich. Hier prägen Vorstellungen und Erfahrungen aus der eigenen Kindheit oft das Handeln. Tauschen Sie sich über Ihre jeweiligen Erfahrungen offen aus und versuchen Sie Kompromisse zu finden, um den für Sie beide passenden Weg zu gehen.

Haushaltsaufgaben

Haushaltsaufgaben sind oft unangenehm, leider aber auch unvermeidlich. Manchmal ist der nicht geleerte Mülleimer der Grund für Konflikte. Zunächst ist die Frage wichtig, wie sauber es eigentlich sein muss. Gehen Ihre Vorstellungen davon auseinander? Wie oft müssen Fenster geputzt werden, wie oft die Betten frisch bezogen werden und wann ist ein Raum wirklich sauber? Sollte der Kühlschrank immer gut gefüllt sein oder kann auch das Pizzataxi kommen? Im Haushalt ist viel zu tun: Kochen, Putzen, Wäsche, Einkaufen, Gartenarbeit … Vielleicht hilft es Ihnen, eine Liste mit allen Aufgaben zu erstellen (finden Sie bestimmt im Internet). Dann können Sie gemeinsam überlegen, wer welche Aufgaben gerne übernehmen möchte und wie alle anderen Aufgaben erledigt werden. Versuchen Sie eine gleichberechtigte Lösung zu finden. Denn leider werden die meisten Haushaltsaufgaben immer noch eher den Frauen zugeordnet. Sicherlich darf jedes Paar für sich eine Lösung über die Verteilung der Haushaltsaufgaben finden, aber ich denke, im 21. Jahrhundert sollte es möglich sein, eine Lösung zu finden, die beide Partner gleichberechtigt behandelt. Eine US-Studie brachte dazu interessante Ergebnisse: In Partnerschaften, in denen der Mann sich stärker am Haushalt beteiligt, haben die Paare öfter Sex.[7]

Zeitmanagement

»Deinetwegen kommen wir mal wieder zu spät.« Diese Formulierung ist aus unterschiedlichen Gründen nicht besonders hilfreich. Auch im Umgang mit der Zeit können zwei Menschen unterschiedliche Vorstellungen mitbringen. Ist es in Ordnung, die halbe Nacht vor dem neuen Computerspiel zu verbringen? War die Überstunde wirklich notwendig? Warum telefoniert sie drei Stunden mit ihrer Mutter?

Menschen haben unterschiedliche Zeitpläne und unterschiedliche Prioritäten. Auch die Wertigkeit von Pünktlichkeit, Flexibilität und Zuverlässigkeit kann variieren. Planung und Prioritäten sollten Sie gemeinsam abstimmen. Auch hier empfehle ich, über einen offenen Austausch Kompromisse zu finden.

Unausgesprochene Erwartungen

»Und dann liest sie ihm jeden Wunsch von den Augen ab.« Ich glaube, das funktioniert nur in schnulzigen Liebesfilmen. Woher soll der oder die Partner:in wissen, was Sie gerade brauchen? Selbst wenn Sie sich gut kennen, können Sie die Erwartungen des anderen nicht immer zuverlässig vorhersagen. Niemand kann das. Also, reden Sie über Ihre Wünsche, Ihre Bedürfnisse und über Ihre Erwartungen. »Ich wünsche mir mehr Unterstützung« reicht dabei nicht. Sagen Sie konkret, was Sie stört und was Sie sich wünschen. Was genau ist das? Ist Ihre Formulierung unmissverständlich? Das Gleiche gilt andersherum. Fragen Sie nach, wenn Ihnen völlig schleierhaft ist, was Ihr Gegenüber von Ihnen erwartet. Lassen Sie es sich erklären, damit Sie die Erwartungen kennen. Sie können auch hin und wieder initiativ fragen, ob es bestimmte Wünsche gibt. Machen Sie sich klar, dass auch Ihr Partner eine verständliche und klare Wunschformulierung braucht, um entscheiden zu können, ob die Erfüllung der Erwartung möglich ist. Dann haben Sie eine Chance. Wenn Ihr Partner allerdings keine Ahnung hat, was Ihnen wichtig ist, wird es schwierig. Sicherlich kann es auch sein, dass Erwartungen aus Angst vor Enttäuschung oder aus Scham nicht geäußert werden oder es aus anderen Gründen komplizierter ist. An dieser Stelle möchte ich Sie vor allem für Ihre Kommunikation sensibilisieren und Sie ermuntern, ganz konkret zu sagen, was Sie brauchen.

PROBIER MAL AUS!

Ein paar Tipps, damit es weniger eskaliert

Ich kann Ihnen keinen Leitfaden geben, »wie Konflikte richtig gehen.« Bedenken Sie, jede Partnerschaft darf anders sein und darf auch ihre eigenen Regeln, Werte und Vorstellungen im Umgang mit Konflikten haben. Jede Interaktion zwischen zwei Menschen darf unterschiedlich sein. Wichtig ist, dass Sie als Paar den eigenen, gemeinsamen Weg finden, wie Sie mit Meinungsverschiedenheiten umgehen wollen, und die in diesem Buch vorgestellten Kompetenzen können Ihnen dabei nützlich sein.

Auch möchte ich Ihnen noch ein paar Tipps für Konfliktthemen mit an die Hand geben, die sich schon oft bewährt haben:

Erst mal abwägen und nachdenken

Konfliktthemen, die unter der Oberfläche schwelen, sind sicherlich ein Problem. Trotzdem muss nicht jede Unstimmigkeit thematisiert werden. Wägen Sie also vorher ab, wie stark Sie der Vorfall, über den Sie sich gerade ärgern, wirklich stört. Ist es nur eine »Panne«, die vielleicht auf eine Verkettung ungünstiger Zufälle zurückführbar ist oder aus Unachtsamkeit des aktuell gestressten Partners gesagt wurde? Haben Sie und Ihr Verhalten vielleicht die Situation sogar herbeigeführt oder zumindest zu dieser Panne beigetragen? Es ist sicherlich eine gute Idee, es manchmal auch gut sein zu lassen.

Ist jetzt die richtige Situation für eine Diskussion?

Nicht jede Situation eignet sich dafür, Konfliktthemen zu diskutieren. Ungünstige Situationen sind beispielsweise, wenn Freunde oder Verwandte dabei sind. Ein Telefonat bietet auch keinen angemessenen Gesprächsrahmen, noch schlimmer sind Diskussionen über WhatsApp oder andere Messenger. Bedenken Sie, dass in diesem Fall wichtige nonverbale Kommunikationssignale und -wege nicht zur Verfügung stehen. Die Wahrscheinlichkeit von Missverständnissen erhöht sich dadurch stark und auch bei den unterstützenden Emojis ist nicht gesichert, dass beide Personen das zwinkernde Smiley gleich verstehen. Achten Sie darauf, dass genügend Zeit und Raum für ein Gespräch ist, wenn der eine Partner auf dem Sprung oder eigentlich schon viel zu müde für ein konstruktives Gespräch ist, und verschieben Sie die Diskussion lieber auf einen besseren Zeitpunkt.

Finden Sie einen sanften Einstieg und einen guten Gesprächsauftakt

Studien zeigen ganz klar: Wenn Sie grob mit einem Gespräch beginnen, endet es mit hoher Wahrscheinlichkeit auch grob. Die Herausforderung ist also, einen sanften Einstieg zu finden. Sie dürfen sich Zeit nehmen und ein schwieriges Gespräch vorbereiten. Beachten Sie folgende Punkte:

Verwenden Sie Ich-Botschaften. Sprechen Sie von sich selbst und Ihren Gefühlen. Machen Sie Ihrem Gegenüber klar, welche Wirkung bestimmte Dinge auf Sie haben. Du-Botschaften beinhalten eigentlich immer eine Anklage oder einen Vorwurf, was das Gespräch schon verdunkelt.

Vermeiden Sie Schuldzuweisungen

Sicherlich glauben Sie, dass Sie ziemlich genau wissen, wer der Schuldige am aktuellen Problem ist. Hören Sie gerne Anklagen und Vorwürfe? Niemand mag das, oder? Mit Schuldzuweisungen machen Sie das Gespräch bereits zu Beginn schwierig. Außerdem dürfen Sie sich auch die Frage stellen, ob es wirklich Ihr:e Partner:in ist, der oder die »Schuld« hat. Machen Sie sich klar, dass Sie ein Paar sind, ein Team, und dementsprechend haben Sie gerade auch ein gemeinsames Problem, das Sie lösen müssen und wollen.

Emotionen machen ein lösungsorientiertes, sachliches Gespräch sehr schwierig

Emotionen sind das Salz in der Suppe und sicherlich darf es in einer Beziehung auch mal richtig knallen. Gefühlsausbrüche zeigen dem Gegenüber, dass es um etwas Wichtiges geht, dass das Thema eine persönliche Relevanz hat. Es steht etwas auf dem Spiel!

Wenn es aber darum geht, eine Lösung für einen Konflikt zu finden, sind Emotionen nur bedingt hilfreich. Eine Person, die Angst oder Wut empfindet, ist rationalen, sachlichen Vorschlägen gegenüber nur bedingt aufgeschlossen.

Brechen Sie ab, bevor es eskaliert

Im Notfall sollten Sie ein Gespräch unterbrechen und vertagen. Denn sicherlich haben Sie selbst schon die Erfahrung gemacht, dass eine Eskalation keine Ergebnisse bringt. Sagen Sie, dass Sie die Befürchtung haben, dass Sie sich und Ihren Partner nur weiter verletzen, wenn das Gespräch weitergeführt wird. Dabei sollten Sie aber auch Ihrem Partner oder Ihrer Partnerin signalisieren, dass Sie bereit sind, das Gespräch zu einem späteren Zeitpunkt weiterzuführen. Vereinbaren Sie am besten einen späteren Zeitpunkt für Ihr Gespräch.

Respekt!

Wenn Sie den oder die andere gut kennen, wissen Sie wahrscheinlich auch um die Punkte, bei denen Ihr Gegenüber verletzlich ist. Vermeiden Sie auf jeden Fall Themen, mit denen Sie ihn oder sie zutiefst verletzen. Persönliche Beleidigungen, Schimpfworte oder seelische Verletzungen reißen Wunden auf und sind damit ein absolutes No-Go. Beachten Sie diese rote Linie! Auch Konfliktgespräche sollten mir Anstand und Würde geführt werden.

Finden Sie Lösungen und Kompromisse

Wenn Sie mit Ihrem Partner oder Ihrer Partnerin über ein Konfliktthema streiten, haben Sie trotzdem noch den geliebten Menschen vor sich, mit dem Sie ein gutes Team sein wollen. Dies ist eine andere Situation, als wenn Sie einen Geschäftskonkurrenten vor sich haben, mit dem sie unter allen Umständen hart verhandeln und Ihre Interessen durchdrücken wollen. Suchen Sie also gemeinsam Kompromisse und Lösungsideen. Machen Sie ein gemeinsames Brainstorming und überlegen Sie, wie es funktionieren kann. Selbstverständlich kann eine Lösung nur dann funktionieren, wenn diese für beide Partner akzeptabel und fair ist. Probieren Sie Lösungswege aus und vereinbaren Sie eventuell einen späteren Zeitpunkt, zu dem Sie die bisherigen Versuche bewerten können und gegebenenfalls Veränderungen vornehmen können.

Und wenn es keine Lösung gibt?

Leider gibt es auch Themen und Probleme, bei denen die Partner so unterschiedliche Wertvorstellungen, Bedürfnisse, Erwartungen oder persönliche Überzeugungen mitbringen, dass ein Kompromiss oder eine Lösung nicht möglich scheint. Diese Themen können so groß sein, dass eine Beziehung langfristig belastet ist, oder können sogar zu einer Trennung führen. Hier einige Beispiele:

- **Verschiedene Vorstellungen über die Zukunft:** Wenn der eine Partner keine Kinder möchte und der andere einen dringenden Kinderwunsch hat, wird die Familienplanung schwierig.
- **Finanzen:** Wenn die Vorstellungen zum Umgang mit Geld ganz weit auseinander liegen, kann der Eindruck entstehen, dass kein Kompromiss möglich ist. Vielleicht gibt es zwei große finanzielle Wünsche, aber nur einer kann erfüllt werden. Ein Partner möchte beispielsweise eine etwas riskante Selbstständigkeit versuchen, während der andere eigentlich gerade beruflich kürzertreten wollte, um die Mutter zu pflegen.
- **Rollenverteilung:** Wie soll die Rollenverteilung in Ihrer Beziehung aussehen? Das traditionelle Modell – der Mann ist voll erwerbstätig und für die Finanzen zuständig, während die Frau im Haushalt arbeitet und für die Kinder sorgt – bricht auf und verändert sich nach und nach. Wie sieht das Modell für Ihre Partnerschaft aus? Hier können sehr unterschiedliche Vorstellungen aufeinandertreffen.
- **Religiosität:** Das Thema Religion tritt zwar in unserer Gesellschaft immer weiter in den Hintergrund, aber auch hier können unterschiedliche Bedürfnisse große Schluchten zwischen den Partnern reißen, zum Beispiel in interreligiösen Beziehungen.

Hier ist es wichtig, dass Sie mit Ihrem Partner trotzdem im Gespräch bleiben. Gleichzeitig darf das Thema mal ruhen, um nicht immer wie eine dunkle Wolke über der Beziehung zu hängen. Versuchen Sie dahinter liegende Träume oder Werte zu verstehen. Machen Sie Ihrem Partner verständlich, wieso Sie an diesem Punkt festhalten wollen und worum es geht. Wenn Sie verstehen, was Ihr Liebster oder Ihre Liebste für dahinter liegende Träume oder Bedürfnisse hat, kann es leichter sein, das Anderssein des Gegenübers zu tolerieren und doch eine Lösung zu finden, die beide Partner:innen mittragen können. Lassen Sie das Thema nicht zu groß werden, machen Sie auch mal eine Pause vom Konfliktthema. Sorgen Sie dafür, dass Sie weiterhin die Liebe, Wertschätzung und Stärke Ihrer Partnerschaft spüren können. Dies ist die Basis Ihrer Beziehung.

Versöhnen Sie sich!

Und am Ende gibt es Versöhnungssex? Ja, vielleicht, allerdings ist diese Versöhnungsmöglichkeit eher unwahrscheinlich, denn bei den meisten Paaren reduziert sich das Sexualleben bei Anspannung oder Stress. Finden Sie einen Weg, aus Konflikten wieder auszusteigen. Hier ein paar Ideen:

- **Sich entschuldigen:** Lernen Sie, sich beim anderen zu entschuldigen und einen Fehler, den Sie eingesehen haben, einzuräumen.
- **Den ersten Schritt machen:** »Immer ich, diesmal mach ich nicht den ersten Schritt.« Okay, die Einstellung kann ich nachvollziehen, aber ganz ehrlich? Sie hilft keinem von beiden. Vielleicht ist ihr Partner nicht so gut in der Lage, einen Konflikt zu schlichten. Und wenn Sie wissen, wie es gelingen könnte, sorgen Sie für Frieden im Haus!
- **Bauen Sie eine Brücke** oder brechen Sie nicht alle Brücken ab. Lassen Sie die Kommunikation nicht völlig zusammenbrechen. In Gesprächen können Sie sich über Gefühle, Bedenken und Erwartungen austauschen.
- **Die Situation auflockern:** Manchmal kann auch ein flotter Spruch, ein Witz, eine kleine Geste die verhärtete Front wieder aufbrechen und die Situation auflockern. Sie kennen Ihren Partner, denn manchmal kann das auch genau der falsche Weg sein. Bedenken Sie – Ihnen gegenüber sitzt nicht Ihr Gegner, sondern ein Mensch, der Sie liebt und den Sie lieben.
- **Gehen Sie auf Versöhnungsversuche ein:** Wenn Sie noch nicht so weit sind, sagen Sie es so, aber teilen Sie dem anderen auch mit, wie lange Sie noch brauchen.

4. Partnerschaftskompetenz
Umgang mit Sexualität

Wie ist es bei Ihnen? Müssen Sie erst einmal tief Luft holen, bevor wir uns diesem Thema widmen können, oder haben Sie direkt zu diesem Thema geblättert und sind gespannt, ob Sie überhaupt neue Informationen bekommen?

Sexualität im Wandel der Gesellschaft

Sexualität ist seit jeher ein wichtiges und zugleich sehr sensibles Thema in der Gesellschaft. In den letzten Jahrzehnten hat sich unheimlich viel verändert. Tabus wurden gebrochen, neue Formen der Sexualität sind entstanden und die Öffentlichkeit wurde in vielen Bereichen offener und toleranter.

Die Einführung der Pille in den 1960er-Jahren war ein wichtiger Meilenstein in der Geschichte der Sexualität, da sie den Frauen die Möglichkeit gab, ihre Empfängnis zu regulieren, und Sexualität somit nicht mehr mit der Angst vor einer ungewollten Schwangerschaft begleitet war. Ein großer Schritt in Richtung Selbstbestimmung. In den 1970er-Jahren begann eine zunehmende sexuelle Liberalisierung, die bis heute andauert. Bis dahin galt alles, was außerhalb des ehelichen Schlafzimmers stattfand, als Unzucht und war alles andere als geduldet. Homosexualität und Transsexualität sind heute in vielen Ländern gesetzlich anerkannt und werden gesellschaftlich immer mehr akzeptiert. Das Internet hat ebenfalls zu einer Veränderung in der Sexualität beigetragen. Während früher Informationen und Kontakte in der Regel nur im direkten Umfeld gefunden wurden, können Menschen mit sehr speziellen Interessen und Vorlieben problemlos im Internet Gleichgesinnte finden.

Gibt es überhaupt noch Tabus? Fetische, offene Beziehungen oder auch keine sexuellen Bedürfnisse finden ihren Platz und werden in der Öffentlichkeit diskutiert. Es gibt eine bunte Vielfalt und scheinbar unzählige Möglichkeiten, Sexualität zu leben.

Trotz dieser Entwicklungen gibt es gleichzeitig noch immer starke Vorurteile und Diskriminierung. Auch ist nicht jeder Mensch gleichermaßen offen für Veränderungen in der Sexualität.

Ich bin mir oft nicht sicher, ob die gesellschaftlichen Veränderungen in Bezug auf Sexualität nicht doch noch in den Kinderschuhen stecken beziehungsweise in allen Schlafzimmern angekommen sind. Denn auch wenn in der Öffentlichkeit eine starke Offenheit und Vielfalt herrscht, erlebe ich immer noch starke Hemmungen, wenn es um den konkreten, persönlichen Umgang mit Sexualität geht.

Ein paar Beispiele: In welchen Frauenrunden findet ein Austausch über Masturbation statt? Können Sie in der Bar Ihren Kumpels von Ihrem Erektionsproblem erzählen? Trauen Sie sich, Ihrem Partner zu erzählen, was für eine sexuelle Fantasie gerade durch Ihren Kopf spukt?

Sexuelle Aufklärung

Sexuelle Aufklärung ist ein wichtiges Thema, das bereits im frühen Kindesalter beginnen sollte. Eine umfassende und sachliche Information über den menschlichen Körper, Sexualität, Verhütungsmethoden und sexuell übertragbare Krankheiten ist entscheidend für eine gesunde sexuelle Entwicklung und ein verantwortungsvolles Sexualverhalten im späteren Leben. Kinder und Jugendliche sollten auf eine offene und natürliche Art über ihre Fragen und Unsicherheiten sprechen können. Es ist wichtig, dass ihnen dabei ein sicherer Raum geboten wird, in dem sie frei von Vorurteilen und moralischen Urteilen sprechen können.

So weit, so gut. Wenn ich allerdings an das Aufklärungsmaterial aus meinem Schulunterricht denke – durchgefallen. Gut, dass aktuell viele Veränderungen stattfinden. Aber können unsere Lehrerinnen und Lehrer das leisten, heutigen Ansprüchen gerecht zu werden? Können Eltern das leisten? Jedenfalls nicht einfach so. Gesellschaftliche und kulturelle Tabus können eine sexuelle Aufklärung erschweren, vor allem, wenn Sexualität als etwas Schambehaftetes oder Unnatürliches betrachtet wird. Hier ist es notwendig, dass eine gewisse Sensibilität und Offenheit einziehen.

Ich möchte außerdem darauf hinweisen, dass Sie durch die große Informationsvielfalt des Internets unzählige Möglichkeiten haben, Fragen zu stellen und auch Informationen zu finden. Allerdings möchte ich auch hier auf Probleme hinweisen. Wenn Sie sexuelle Praktiken beispielsweise in einem Porno beobachten (der durch das Internet sehr leicht zugänglich ist), kann dadurch ein schiefes Bild einer (scheinbar) perfekten Welt entstehen. Ein starker Erfolgs- und Erwartungsdruck im Bett kann sich ausbilden.

Ich finde es gut, dass es mittlerweile Abbildungen von unterschiedlichen Geschlechtsteilen gibt. Nicht jede Schamlippe ist symmetrisch, ein Penis kann die kuriosesten Formen haben. Dies ist wichtig abzubilden, denn ansonsten entsteht eine Normierung. Und es ist oft nicht leicht, zu wissen, dass die eigene Person der Norm nicht entspricht.

Was tun, wenn es nicht rundläuft?

Das Wichtigste zuerst: Es gibt kein Standardrezept für guten Sex. »Mach dies, lass jenes, so kommt sie oder er auf jeden Fall zum Höhepunkt« – so kann es nicht funktionieren. Menschen sind Individuen, Körper sind individuell, Bedürfnisse sind individuell und genussvoller Sex ist auch individuell!

Sexuelle Flauten sind eher die Regel als die Ausnahme

Gerade am Anfang einer Beziehung geht im Bett häufig die Post ab, die Lust aufeinander ist groß. Aber auch das muss nicht in jeder Beziehung so sein. Außerdem verändert sich nach einiger Zeit, wenn die erste Verliebtheit nachlässt, die Lust. Die Libido kann von folgenden Faktoren beeinflusst werden:

- **Hormonelle Veränderungen:** Dies betrifft natürlich vor allem die Frau, die durch den weiblichen Zyklus permanent hormonelle Veränderungen im Körper hat, die unterschiedlich stark ausgeprägt sein können. Schwangerschaft, Stillen, Wechseljahre wirbeln die Hormone zusätzlich durcheinander und können dementsprechend auch die Lust verändern. Aber auch der Mann kann beispielsweise durch das Hormon Testosteron beeinflusst werden. Die Auswirkungen der hormonellen Veränderungen können dabei individuell sehr unterschiedlich sein.
- **Stress und Ängste:** Gerade die eigene Gefühlswelt kann die Libido beeinflussen. Wenn Sie sich seelisch nicht gut fühlen oder Sie sehr erschöpft sind, kann dies Ihre sexuelle Energie beeinträchtigen.
- **Beziehungsdynamik:** Und nach dem Krach gibt es Versöhnungssex? Häufig nicht. Konflikte oder Probleme innerhalb der Beziehung können dazu führen, dass sich auch Ihre sexuellen Bedürfnisse verändern.
- **Gesundheitszustand:** Körperliche Probleme wie Diabetes, Herzerkrankungen oder auch Depressionen können Auswirkungen haben. Gerade wenn es zu starken körperlichen Veränderungen kommt, können sich auch die körperlichen Möglichkeiten verändern. Wenn Sie starke Rückenschmerzen haben, können Sie die ein oder andere Kamasutra-Stellung wohl eher weniger mitturnen.
- **Medikamente:** Leider eine Nebenwirkung, über die häufig nicht aufgeklärt wird. Antidepressiva etwa können die Lust deutlich re-

duzieren. Ein weiteres Medikament, was diese Nebenwirkung haben kann, ist die Pille. Durch den Hormoncocktail kann die Lust beeinträchtigt sein. Dies kann schleichend passieren und dann gar nicht mehr mit der hormonellen Empfängnisverhütung in Zusammenhang gebracht werden. Weitere Medikamente, die eine sexuelle Flaute hervorrufen können: Blutdruckmittel, Chemotherapie-Medikamente und auch Antihistaminika, also Mittel gegen Allergien.

- **Lebensstil:** Wenn die Basics nicht stimmen, kann auch der Rest nicht in Einklang kommen. Eine schlechte, unausgewogene Ernährung, schlechter Schlaf, Alkohol- und generell Drogenkonsum können Sexualität verändern.

Was sind Ihre Bedürfnisse?

Was wollen Sie denn wirklich? Was gefällt Ihnen, was fühlt sich gut an, was wünschen Sie sich? Mögen Sie es, wenn er Sie auf der Innenseite der Oberschenkel streichelt? Haben Sie am liebsten Sex auf dem Küchentisch? Sie haben vom Lotus-Sitz gehört und möchten diese Stellung gerne mal ausprobieren? Sie würden gerne mal Ihrer:m Liebsten Handschellen anlegen? Was macht Sie an, was wollten Sie vielleicht immer schon mal ausprobieren? Und was auch immer nun Ihre Antworten sind – es ist in Ordnung. Es ist auch in Ordnung, wenn Sie wenig sexuelle Bedürfnisse spüren, vielleicht ist das ein Hinweis darauf, dass Sie sich weniger Anregungen wünschen oder erst bestimmte Voraussetzungen wie Sicherheit, Geborgenheit oder Wohlbefinden für Sie erfüllt sein sollten. Wenn Sie bisher wenig Erfahrungen gemacht haben, ist es auch schwierig, eigene Bedürfnisse zu benennen. Wenn ich nicht weiß, dass Sushi wirklich köstlich schmeckt, kann ich auch keine Lust darauf haben. Und selbst wenn ich weiß, wie köstlich es ist, kann ich trotzdem im Moment oder dauerhaft einfach keine Lust darauf haben.

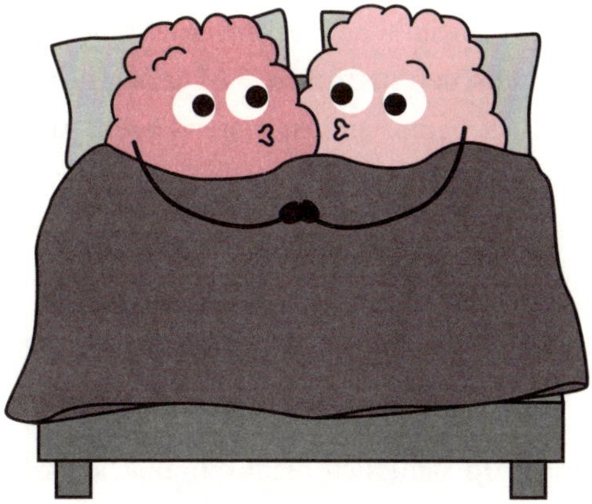

Sie sind großartig!

»So sieht man meine Fettpölsterchen«, »Meine Narbe sieht ekelhaft aus«, »Ich bin komplett unattraktiv«. Sex hat auch viel mit Wohlfühlen und Sich-fallen-Lassen zu tun. Wenn Sie oder Ihr Partner Probleme bei der Akzeptanz der eigenen Person oder auch mit der Selbstliebe haben, ist das natürlich schwierig.

Bedenken Sie, dass es sehr anziehend sein kann, wenn eine Person »Ich mag mich!« ausstrahlt. Im Bett darauf zu achten, dass die Performance stimmt und der Körper im rechten Licht zu sehen ist, mag wichtig sein bei Kinofilmen, im realen Leben ist das irrelevant.

Wenn Sie bemerken, dass Ihr Partner Schwierigkeiten mit der eigenen Person hat, versuchen Sie Ihrem Gegenüber zu helfen. Das kann ein Kompliment sein, Sie dürfen den anderen aber auch fragen, ob Sie etwas tun können, damit sich die Person wohler fühlt.

Sex-Mythen

DIE ultimative Sex-Praktik, DIE neue Erkenntnis, DIE Verführungstechnik … Ich glaube, solche Artikel stoßen auf großes Interesse, denn es gibt einige solcher Ratschläge. Aber wie soll das funktionieren? Menschen sind individuell und nichts passt zu allen und klappt bei jedem Menschen. Sie können alles ausprobieren und gut finden, was auf Augenhöhe und einvernehmlich zwischen zwei (oder mehr) Erwachsenen stattfindet. Sie können sich von Spielzeugen, Techniken oder Fantasien inspirieren lassen. Aber bitte: Nehmen Sie den Druck raus und erlauben Sie sich, herauszufinden, ob es Ihnen gefällt!

Reden Sie!

Eine Beziehung wird sicherlich nicht daran scheitern, dass sexuelle Wünsche geäußert werden! Einige Tipps, die es leichter machen können:

- Manche Wünsche können Sie auch nonverbal äußern. Führen Sie die Hände Ihres Partners, machen Sie mit entsprechenden Geräuschen deutlich, was Ihnen gefällt oder wovon Sie sich mehr wünschen.
- Finden Sie den richtigen Moment, um Dinge anzusprechen. Vielleicht ist das ein Candle-Light-Dinner, vielleicht aber auch ein entspannter Spaziergang oder ein gemütlicher Abend auf der Couch. Achten Sie darauf, in welcher Stimmung Ihr Partner gerade ist.
- Intimität entsteht, wenn man sich traut, einen Schritt tiefer zu gehen. Dafür darf man mutig sein und Wünsche und Ängste offenbaren. Es ist aber auch in Ordnung, wenn der Partner andere Vorstellungen hat oder etwas anderes will. Der Austausch führt dazu, dass Sie sich besser kennenlernen und die Beziehung sich intensiviert.
- Formulieren Sie Ihre Wünsche als Idee oder Vorschlag. Achten Sie dabei darauf, dass Sie nichts einklagen, sondern eher verführen, indem Sie Lust und Interesse wecken. Sie können natürlich abwarten, ob Ihr Partner das Thema Sex anspricht, doch ich empfehle Ihnen, aktiv zu werden, machen Sie einen ersten kleinen

Schritt. Profitieren wird ja nicht nur ihr Partner, sondern auch Sie. Seien Sie neugierig und hören Sie hin, was Ihr Partner für Vorstellungen hat. Bieten Sie Ihre Wünsche und Vorstellungen erst mal unverbindlich an, bevor Sie Druck ausüben. »Ich habe eine Idee, was hältst du davon?«

Finden Sie eine Sprache

Ein Problem kann sein, dass wir Dinge, die mit Sexualität zusammenhängen, nicht benennen können. Wie heißt das »da unten«? Manche Begriffe klingen sehr medizinisch, andere eher »schmuddelig«, andere verniedlichend.

Überlegen Sie, welche Ausdrücke Sie für männliche und weibliche Geschlechtsteile benutzen mögen. Wie benennen Sie Geschlechtsverkehr? Welche Bezeichnung mögen Sie für bestimmte Praktiken wie beispielsweise Oralverkehr?

Ein wichtiger Hinweis ist häufig, dass Paare miteinander über Sexualität sprechen sollen. Aber wie soll das gehen, wenn Sie sich mit den sprachlichen Ausdrucksmöglichkeiten nicht wohlfühlen? »Ficken« zum Beispiel ist mittlerweile in Filmen oder im Netz fast Standard als Ausdruck für sich lieben, miteinander schlafen, Geschlechtsverkehr haben oder wie immer Sie das untereinander benennen. Ob Sie ficken, Liebe machen oder Trickitracki sagen, entscheiden Sie beide.

»50 Shades of Grey« ist sicherlich das bekannteste, aber wenn Sie sich unsicher sind, stöbern Sie doch mal in der erotischen Bücherecke (oder im Internet), welche Begrifflichkeiten andere benutzen und mit welchen Bezeichnungen Sie sich wohlfühlen könnten.

Und wann ist überhaupt Zeit für Sex?

Der Alltag ist häufig vollgestopft mit Terminen, Aufgaben und Herausforderungen. Gibt es in Ihrer Beziehung ein Zeitfenster, in dem überhaupt sexuelle Aktivitäten stattfinden können? »Ach, dafür ist doch immer Zeit …« Stimmt das? Manche Partner:innen brauchen eine stressfreie Atmosphäre, um sich auf Sexualität einlassen zu können. Wenn sorgenvolle Gedanken oder eine proppenvolle To-do-Liste im Kopf rumspuken, ist für manche Menschen kein Platz für Sexualität, das Nein kommt prompt. Wenn dies auf Ihren Partner zutrifft, überlegen Sie zunächst, wie Sie das Stresslevel Ihres Partners positiv beeinflussen können, bevor Sie versuchen, Ihr Gegenüber erfolglos zu verführen.

»Sex muss spontan sein«. Auch dies ist ein Mythos. Manchen Paaren tut es gut, sich zum Sex zu verabreden. Oder zumindest ein Date zu vereinbaren, denn wenn es zum Sex kommen »muss«, kann das auch Druck machen und die Lust verschwindet. Für manche Paare ist ein Date die einzige Möglichkeit, überhaupt erst mal eine Gelegenheit für Intimität zu schaffen. Außerdem kann die Vorfreude vielleicht auch ein Verstärker sein.

Sprechen Sie über Probleme und holen Sie sich Hilfe

Werden Sie bitte nicht sprachlos, wenn es Probleme gibt. Holen Sie sich Hilfe. Nutzen Sie als erste Anlaufstelle bei sexuellen Problemen wie Erektionsstörungen oder Schmerzen beim Geschlechtsverkehr den ärztlichen Rat. Sprechen Sie mit der Hausärztin oder dem Gynäkologen, der entweder selbst beraten kann oder Sie an hilfreiche Stellen verweisen kann. Psychotherapeuten können auch wertvolle Anregungen geben. Es gibt speziell ausgebildete Sexual- oder Paartherapeut:innen, auch hier können Sie Hilfe bekommen. Vielleicht gibt es für Ihr Thema eine Selbsthilfegruppe, die Unterstützung bietet? Unterschätzen Sie nicht die Möglichkeiten, die Ihnen Bücher oder vor allem auch das Internet geben kann. Hier gibt es zu unterschiedlichen Themenbereichen Foren, Informationen und Hilfestellungen.

5. Partnerschaftskompetenz
Glücklich alleine

Ich habe nun viele Hinweise und Tipps rund um das Thema Partnerschaft gegeben. Aber was ist, wenn Sie gar nicht in einer Partnerschaft leben? Erlauben Sie sich, frei zu wählen, wie Sie leben wollen. Machen Sie sich klar, dass es nicht nur wichtig ist, mit dem Partner eine gute Beziehung zu führen, sondern es ist genauso wichtig, mit sich selbst zufrieden zu sein. Alleine leben bedeutet nicht, dass Sie Ihr Puzzlestück nicht gefunden haben, sondern Sie dürfen sich auch alleine als komplettes Bild begreifen.

PROBIER MAL AUS!

Ein paar Tipps für Singles

Ich bin auf der Suche und kann die richtige Person für mich nicht finden …

In vorherigen Generationen war eine Partnerschaft elementar wichtig, es ging um wirtschaftliche Stabilität, wie auch immer diese aussah. Heute ist das klassische Konzept der Partnerschaft und auch der Familie aufgebrochen. Es gibt Patchworkfamilien, Fernbeziehungen, Singles, Familien mit nur einem Erwachsenen, offene Beziehungen und noch einiges mehr. Diese Offenheit kann unsicher machen, sie kann aber auch dazu führen, dass mehr Möglichkeiten gefunden werden können, die den individuellen Vorstellungen jedes Menschen gerecht werden. Ich treffe auf Singles, die sich als unvollständig erleben. Aber warum eigentlich? Weil die gesellschaftliche Norm eine Beziehung zwischen zwei Menschen als Ideal oder Ziel vorgibt? Ich freue mich, dass es auch Menschen gibt, die zeigen, wie schön es sein kann, ohne festen Partner zu leben. Das bedeutet nicht zwangsläufig, alleine oder gar einsam zu sein.

Sie allein sind genug

»Wenn ich einen Partner hätte, würde ich …« Ja, was denn? Und das geht wirklich nur mit einem Partner? Geht das nicht vielleicht auch alleine? Oder mit einem guten Kumpel oder der besten Freundin? Machen Sie sich ein schönes Leben, gestalten Sie es sich so, wie es sich richtig anfühlt. Damit machen Sie sich unabhängiger und stärker – Eigenschaften, die auch für eine gute Partnerschaft wichtig sein können, gleichzeitig aber auch Ihr Leben besser machen.

Sie sind wertvoll und attraktiv

Ich finde, diese Aussage trifft grundsätzlich auf jeden Menschen zu. Jeder Mensch hat Stärken und großartige Eigenschaften, jeder Mensch kann ein Geschenk sein. Dies ist die Ausstrahlung, die ich auch bei anderen Menschen attraktiv finde. Hören Sie auf, sich auf Ihre Schwächen (die wir alle haben) zu fokussieren oder sich selbst schlecht zu machen. Sie sind großartig und das ist nicht nur die Botschaft, die Sie selbst verinnerlichen dürfen, sondern die Sie auch nach außen abgeben.

Warum klappt es einfach nicht?

Schauen Sie zurück in die Vergangenheit. Welche Erfahrungen haben Sie zu dem Menschen werden lassen, der Sie nun sind? Analysieren Sie auch Partnerschaften oder vielleicht die Partnerwahl. Was war gut, was konnte einfach nicht funktionieren? Und dann sollte sich der Blick wieder nach vorne richten: Worauf wollen Sie zukünftig achten? Was müssen Sie berücksichtigen? Was sollten Sie in Zukunft mal ausprobieren, was besser lassen?

Unternehmen Sie was!

Vielleicht haben Sie Glück und es funkt mit dem Postboten oder

der Paketbotin …, aber ansonsten ist natürlich die Frage, wo genau Sie Ihren Partner denn kennenlernen könnten. Schaffen Sie Gelegenheiten. Suchen Sie in Ihrem Umfeld: im Studium und Beruf, bei Partys und Familienfesten, und nutzen Sie auch andere Kontakte. Überlegen Sie, wo sich Ihr potenzieller Traumpartner aufhalten könnte. Denken Sie auch an Sportvereine oder Fitnessstudios, Fort- und Weiterbildungen, Konzerte, Urlaub und Bildungsreisen in Gruppen, Kneipen und Bars, Vernissagen, Parteien und ehrenamtliche Tätigkeiten. Wenn Sie selbst gerne tanzen, sind Sie sicherlich in der Diskothek ganz gut aufgestellt. Wenn Sie eher einen ruhigen, häuslichen Menschen suchen, kann es auf der Tanzfläche schwieriger werden. Mittlerweile finden zwischen 25 und 35 Prozent ihren Partner im Internet. Dies hat sicherlich Vor- und Nachteile, machen Sie sich aber klar, dass Sie mit einer Dating-Plattform Ihre Chancen deutlich erhöhen.

Überdenken Sie Ihre Anforderungen

Suchen Sie die eierlegende Wollmilchsau, die alles kann? Dann wird es schwierig. Warum haben Sie so hohe Erwartungen und Anforderungen? Wofür sind Ihre überzogenen Erwartungen gut? Prüfen Sie, ob Ihre Vorstellungen an eine:n Partner:in überhaupt realistisch sind, und lassen Sie sich ruhig auch mal auf Menschen ein, die nicht komplett Ihrem »Beuteschema« entsprechen.

Zu niedrige Erwartungen können ein Problem darstellen. Denn der Erstbeste ist eben nur der Erstbeste. Es ist völlig in Ordnung, bestimmte Mindestanforderungen an einen Partner zu stellen, damit eine zufriedene Partnerschaft überhaupt möglich ist.

Und wenn es nicht geklappt hat?

In Deutschland wird ungefähr jede dritte bis vierte Ehe geschieden. Das ist eine recht hohe Quote, vor allem, wo in heutiger Zeit eine Eheschließung oder Verpartnerung nicht unbedingt mehr notwendig ist. Wenn ich also über Partnerschaften spreche, sollte ich das Thema Trennung auch mitdenken. Ich wünsche Ihnen von ganzem Herzen, dass Ihre Partnerschaft ein glückliches Modell für Ihre Ewigkeit ist. Leider kommt es auch vor allem in Partnerschaften mit Kindern zu unüberwindbaren Konflikten. Es gibt mittlerweile viele gute Möglichkeiten, wie Eltern ihre Kinder getrennt und doch gemeinsam erziehen können. Bedenken Sie außerdem, dass ein Festhalten an einer unglücklichen, schwierigen Partnerschaft für ein Kind auch kein gutes Umfeld ist. Das Thema Trennung mit Kindern braucht sicherlich eine spezifische, gute Beratung, suchen Sie sich hier die Unterstützung, die Sie benötigen (rechtliche Beratung, Jugendamt, pädagogische Unterstützung durch Lehrkräfte oder Erzieher, entsprechende Ratgeber oder auch Beratungsstellen).

PROBIER MAL AUS!

Ein paar grundsätzliche Überlegungen und Tipps zum Thema Trennung

Trennungen können unterschiedlich konfliktreich sein. Je nachdem, wie viele Gemeinsamkeiten es vorher gab, gibt es mehr oder weniger Berührungspunkte, die nun auf Ihre Art auseinanderdividiert werden müssen. Was passiert mit der Eigentumswohnung? Wer behält den Hund? Was ist mit den gemeinsamen Freunden? Wie können Sie weiterhin zusammenarbeiten? Wie läuft nun der Umgang mit den Kindern? Trennungen können zivilisiert und unproblematisch laufen, sie können aber auch zu wahren Rosenkriegen werden, die nicht nur Rechtsanwälte finanzieren, sondern auch auf dem Rücken von Kindern ausgetragen werden. Bedenken Sie außerdem:

- **Sie dürfen trauern:** Egal, von wem die Trennung ausgeht – es endet damit immer auch eine gemeinsame Vorstellung oder Zukunftsplanung. Trennungen können sehr schmerzhaft sein. Sie dürfen traurig sein und Sie dürfen trauern und Ihre Emotionen verarbeiten. Sie dürfen sich traurig, wütend, erleichtert und auch verwirrt fühlen. Auch wenn Sie der- oder diejenige sind, von dem/der die Trennung ausgeht. Sie dürfen Ihre Gefühle zulassen und nehmen Sie sich Zeit, Ihre Gefühle zu verstehen, zu akzeptieren und zu verarbeiten.
- **Respekt, bitte!** Auch wenn es sehr schwerfällt: Vermeiden Sie, wenn es Ihnen möglich ist, Vorwürfe, Anschuldigungen oder auch Beleidigungen, die die Situation noch verschlimmern. Ja, manchmal tut es auch gut, den Dampf abzulassen. Aber hilft Ihnen das wirklich?
- Mittlerweile gibt es Phänomene wie Ghosting, das heißt, ein Mensch bricht ohne jegliche Vorwarnung den Kontakt ab, ist nicht mehr erreichbar, verschwindet aus dem Leben des anderen. Dies machen ein Verstehen, eine Ablösung und eine Trennung für die zurückbleibende Person sehr schwierig. Denken Sie an die vergangene gemeinsame Zeit, übernehmen Sie Verantwortung und erklären Ihrem Partner bzw. Ihrer Partnerin, was los ist.
- **Grenzen setzen:** Gerade weil beim Trennungsthema so viele Emotionen im Spiel sind, ist es wichtig, klarzumachen, wo Schluss ist. Welche Themen möchten Sie besprechen, welche Kontakte sind Sie bereit zuzulassen? Halten Sie sich aus den Angelegenheiten des anderen heraus und respektieren Sie die Privatsphäre des anderen. Ihre Wege sollen nun nicht mehr gemeinsam verlaufen, definieren Sie, wie die getrennten Wege aussehen sollen.
- **Jetzt geht es um Sie!** Sie dürfen und müssen sich nun auf sich selbst konzentrieren. Achten Sie auf sich, achten Sie besonders auf Selbstfürsorge, Selbstpflege und Selbstreflexion. Es gab ein größeres oder kleineres Erdbeben – jetzt dürfen Sie sich neu ausrichten. Was wünschen Sie sich von der Zukunft, was müssen Sie

für die Zukunft berücksichtigen und beachten? Nehmen Sie sich Zeit, Ihren Weg neu auszurichten.
- **Es dauert, so lange es dauert:** Trennungen können aus unterschiedlichen Gründen sehr schmerzhaft sein. Trennung ist häufig ein Prozess, nehmen Sie sich Zeit zum Erholen und Heilen.

Und auch wenn Sie es sich gerade nicht vorstellen können, ich kenne ganz viele Beispiele von Menschen, wo nach einem gewissen Zeitabstand wieder Fröhlichkeit, Leichtigkeit und Zufriedenheit möglich waren.

Stress-
kompetenzen

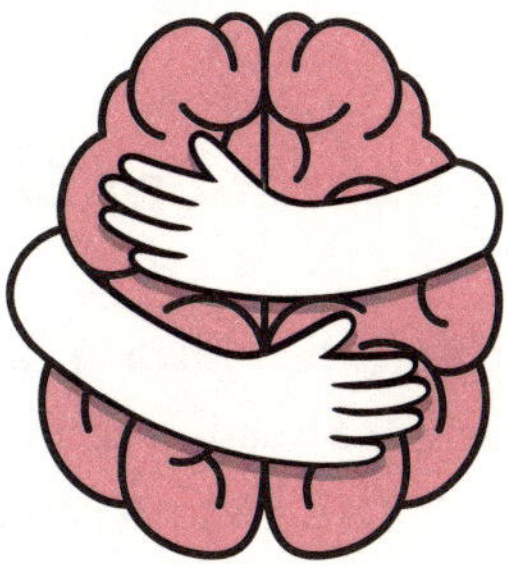

Besser mit Belastungen umgehen

1. Stresskompetenz
Stress verstehen

Stress scheint allgegenwärtig zu sein. So lange gibt es den Begriff noch gar nicht. Materialwissenschaftler verwendeten ihn zunächst, um Kräfte zu beschreiben, die auf feste Körper einwirken. Der österreichisch-kanadische Biochemiker und Mediziner Hans Selye führte den Stressbegriff 1936 erstmals in der Medizin ein.

Was ist überhaupt Stress?

Stress kann auf unterschiedlichen Ebenen stattfinden. Sowohl die berufliche als auch die private Situation kann »stressig« sein. Hinzu kommt, dass bestimmte Anforderungen von mir als stressig erlebt werden, während eine andere Person in ganz anderen Situationen in Stress gerät. Stress ist individuell.

Zu Beginn möchte ich Ihnen drei Fragen stellen. Bitte nehmen Sie sich Zeit, um die Fragen individuell für sich zu beantworten:

1. Was löst bei Ihnen Stress aus?

2. Wie reagieren Sie auf Stress?
Wie macht sich Stress bei Ihnen bemerkbar?

____

____

____

3. Wie machen Sie sich selbst Stress?
Wie verstärken Sie stressige Situationen?

____

____

____

Schauen wir uns Ihre Antworten genauer an. Ich möchte Ihnen erklären, warum ich genau diese Fragen gestellt habe.

Ihre Stressoren

1. Frage: Was löst bei mir Stress aus?

Was sind Stressoren? Stressoren oder auch Stressfaktoren sind Reize, die den Stress verursachen. Interessanterweise können das sowohl Faktoren von außen (also der Umgebung, Umwelt) als auch innere Auslöser sein. Typische Stressoren sind Leistungsanforderungen, zu viele Aufgaben, soziale Konflikte, Zeitdruck und Störungen. Hier ein paar Beispiele:

- Termindruck
- Berufsverkehr
- Mehrere Sachen gleichzeitig machen
- Weihnachten
- Erwartungen der Familie
- Volles E-Mail-Postfach
- Kein Licht am Ende des Tunnels sehen
- Wäscheberge
- Hektische Menschen
- Gleichzeitig stattfindende Termine
- WhatsApp-Gruppen
- Keine Ruhezeiten
- Pflege der Schwiegermutter
- Finanzielle Sorgen

Beim Lesen der Liste werden Sie bemerkt haben, dass einige der beschriebenen Situationen von Ihnen gar nicht als stressig eingeschätzt werden. Bei anderen Beispielen nicken Sie vielleicht innerlich, weil Sie diese Situationen gut kennen und sie bei Ihnen Stress auslösen.

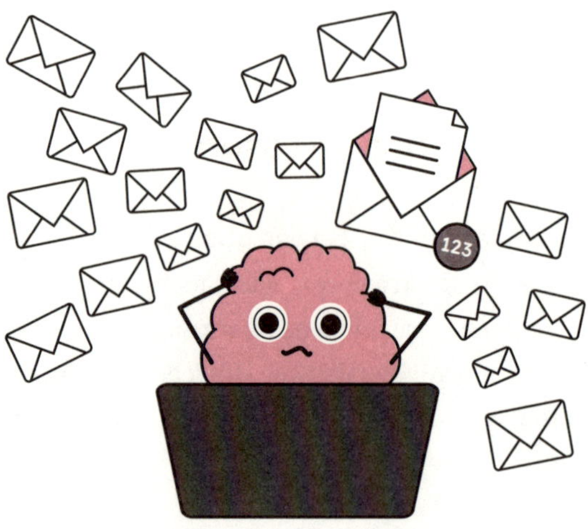

Positiver und negativer Stress

Manche Anforderungen, die an uns gestellt werden, werden weniger als Stressor, sondern als Herausforderung begriffen. Selye, der bereits erwähnte »Stresserfinder«, unterscheidet deshalb auch zwischen Eustress und Distress.

Bei Eustress handelt es sich um Anforderungen, die wir subjektiv als angenehm empfinden, die uns fordern, was ja auch Spaß machen oder zu Höchstleistungen anspornen kann. Viele Menschen erleben Zeitdruck als Belastung, andere können sich erst dann richtig auf ihre Aufgaben fokussieren. Der problematische, gesundheitsgefährdende Stress wird hingegen als Distress bezeichnet. Es ist wichtig, dass Sie das im Hinterkopf behalten. Nicht nur die Situation alleine entscheidet, ob ich gestresst bin, sondern genauso wichtig ist Ihre eigene Bewertung der auslösenden Situation.

Ihre Stressreaktionen

2. Frage: Wie reagieren Sie auf Stress? Wie macht sich Stress bei Ihnen bemerkbar?

Die Menschheit befindet sich in einem dauerhaften Entwicklungs- und Veränderungsprozess, trotzdem gibt es Dinge, die sich seit der Steinzeit nicht oder kaum verändert haben. Deshalb lassen sich Verhaltensweisen des Menschen oft mit Evolutionstheorien erklären. Also gehen wir in der Vorstellung zurück in die Steinzeit. Was bereitete dem Steinzeit-Menschen Stress?

Der Mensch der Steinzeit

Stellen Sie sich vor, dass im Wald direkt vor Ihnen ein Säbelzahntiger hinter einem Felsen hervorspringt und bedrohlich die langen Zähnen fletscht. Um zu überleben, sind nun schnelle Reaktionen notwendig! Die Lebewesen, die lange nachdenken oder erst einmal eine Diskussionsrunde starten, haben hier keine Chance. Stattdessen müssen Sie sofort entscheiden, wie Sie in dieser Situation reagieren möchten – Kampf oder Flucht.

Körperliche Stressreaktionen

Auf beide Möglichkeiten, Kampf oder Flucht, bereitet der Körper uns optimal vor: Der Blutdruck und der Herzschlag steigen, die wichtigen Voraussetzungen für einen Sprint. Wir fangen an zu schwitzen, damit der Körper sich unter der hohen Belastung abkühlen kann. Die Muskelspannung erhöht sich, der Körper ist also unter Anspannung, bereit zum ersten Schlag! Die Reflexe sind schneller und besser. Die Bronchien erweitern sich, der Atem beschleunigt sich, damit der Körper besser mit Sauerstoff versorgt wird. Der Stoffwechsel stellt sich ebenfalls um: Die Leber gibt Blutzucker ab und auch Fette werden für den anstehenden Energieverbrauch bereitgestellt. Das alles geschieht in Millisekunden, denn jeder Moment entscheidet über Leben und Tod.

Kurzfristig erhöht sich die Gerinnungsfähigkeit des Blutes, das Immunsystem arbeitet besser und die Schmerztoleranz wird kurzfristig erhöht (langfristig vermindern sich die beiden Fähigkeiten aber leider). Für den Kampf unwichtige Körpertätigkeiten werden reduziert: Die Verdauungstätigkeit und Energiespeicherung werden eingeschränkt, der Speichelfluss wird reduziert (Mundtrockenheit) und auch die Libido ist gehemmt. Wenn es in stressigen Phasen also im Bett nicht läuft, gibt es zumindest eine nachvollziehbare Erklärung.

All dies ist mit der Ausschüttung von Stresshormonen verbunden. Hierzu zählen vor allem Cortisol, Adrenalin und Noradrenalin – sicher haben Sie diese Namen schon einmal gehört. Wichtig ist mir, dass diese Stresshormone vor allem Energiereserven freisetzen und den Körper auf die vermeintlich bevorstehende Flucht- oder Kampfreaktion vorbereiten.

Und heute?

Wenn ich an den Säbelzahntiger denke, bin ich begeistert, wie vorausschauend und sinnvoll unser Körper sich auf die anstehende Kampf- oder Fluchtszene vorbereitet. Leider (oder vielleicht eher glücklicherweise) gibt es in der heutigen Zeit keine Säbelzahntiger mehr, dafür aber eher dauerhafte und langfristige Belastungen.

Der Säbelzahntiger ist nämlich nach kurzer Zeit weitergezogen, der Aktenberg liegt aber oft Tage, manchmal Wochen oder Monate auf dem Schreibtisch. Unser Körper ist gut vorbereitet auf kurzfristige Anforderungssituationen. Langfristiges und chronisches Stresserleben aber schadet unserem Körper.

Beispiele für Stressreaktionen sind:

- Konzentrationsprobleme
- Wut
- Gedankenleere (»Blackout«)
- Blutdruck geht hoch
- Rückenschmerzen
- Verspannungen im Schulter-/Nackenbereich
- Gereiztheit
- Puls erhöht
- Durchfall
- Zu viele Süßigkeiten essen
- Hektisch werden, Kopflosigkeit

Die Beispiele zeigen, dass Stress sich nicht nur auf der körperlichen Ebene bemerkbar macht, sondern auch Handlungen, Gedanken und Gefühle beeinflussen kann.

Ihre Stressverstärker

3. Frage: Wie machen Sie sich selbst Stress?

Hier einige Beispiele für mögliche Antworten:

- Möglichst viel in kurzer Zeit schaffen wollen
- Sich keine Ruhepausen nehmen
- Ich muss die Kontrolle haben
- »Was könnte sein? Was kann alles passieren?«
- Perfekt sein wollen
- Penibel und pingelig sein
- »Es gibt nur A oder B, keinen Mittelweg«
- »Ich fühle mich der Situation nicht gewachsen.«

Meistens sind wir uns sehr wohl darüber bewusst, dass auch der eigene Umgang mit einer gegebenen Situation das Stresserleben verstärken oder auslösen kann. Eigene Erfahrungen, Prägungen aus der Vergangenheit und auch Werte und Einstellungen beeinflussen unsere Gedanken. Und die Gedanken, die Belastungen und Herausforderungen verstärken, nennt man Stressverstärker.

Eigene Einstellungen und Gedanken verstärken Stress

Ich finde diesen Aspekt wichtig. Häufig sind wir mit Problemen konfrontiert, die gelöst werden müssen. Durch eigene Stressverstärker werden die Probleme manchmal so groß aufgepumpt, dass man fast erschlagen wird von ihrer Größe, Macht und Gefahr. Deswegen wäre es schön, wenn wir wieder »die Luft rauslassen« können, um mit dem Problem besser umgehen zu können. Unter Umständen ist es dann immer noch groß, aber umso wichtiger ist es, dass es im Kopf nicht *noch* größer wird.

Zusammengefasst: Die drei Bestandteile von Stress

- **Ihre Stressoren:** Was löst bei Ihnen Stress aus?
- **Ihre Stressreaktionen:** Wie reagieren Sie auf Stress? Wie macht sich Stress bei Ihnen bemerkbar?
- **Ihre Stressverstärker:** Wie machen Sie sich selbst Stress?

Aus dieser Aufteilung leiten sich die nachfolgenden Lösungsansätze ab. Außerdem wird durch die genauere Analyse der drei Bestandteile auch deutlich, dass mehrere Faktoren eine Rolle spielen. Dies kann helfen, sich vom Stress nicht ganz so erschlagen zu fühlen, sondern erste Lösungsideen für Veränderungen zu entwickeln. Vielleicht noch ein kleines Beispiel:

Frau Zackig ist »im Stress«

Frau Zackigs Stressoren: *Ein Abgabetermin für ein wichtiges Kundenprojekt.*
Frau Zackigs Stressreaktionen: *Sie gerät mächtig ins Schwitzen, ihr Blutdruck steigt, sie raunzt alle Kollegen an, weil sie so gereizt und angespannt ist.*
Frau Zackigs Stressverstärker: *Sie möchte ihren Chef unbedingt beeindrucken, hat deswegen noch eine Extra-Aufgabe erledigt. Ihr eigener sehr hoher Anspruch führt dazu, dass sie ihre Unterlagen nun zum vierten Mal überprüft.*

2. Stresskompetenz

Innere Stressverstärker analysieren

Was geht Ihnen in stressigen Situationen durch den Kopf? Welche Gedanken prägen Ihr Stresserleben? Etwa diese: »Reiß dich zusammen, du musst das jetzt noch schaffen!« »Ich darf keine Fehler machen!« »Ich darf ihn nicht enttäuschen!« »Mach noch schneller!«

Oben habe ich bereits erläutert, dass eigene Gedanken und Einstellungen den Stress verstärken können. Auf diese inneren Stressverstärker möchte ich nun ausführlicher eingehen und Kompetenzen zum besseren Umgang damit aufzeigen.

Durch Gedanken den Stress noch größer machen

Ich möchte Ihnen ein Konzept aus der Transaktionsanalyse vorstellen[8], in dem es konkret um Gedanken geht, die Stress verstärken. Es wurden fünf »innere Antreiber« herausgearbeitet. Dies sind verinnerlichte Denk- und Verhaltensmuster, die uns in manchen Situationen »antreiben«. Grundsätzlich ist es gut, dass wir Antreiber haben. Ich weiß nicht, ob ich ohne innere Antreiber an einem dunklen Wintermorgen morgens mein kuscheliges Bett verlassen würde.

Zunächst beschäftigen wir uns mit der Frage, welche Antreiber bei Ihnen besonders ausgeprägt sind.

Fragebogen innere Antreiber

Wissen Sie, welche Antreiber bei Ihnen besonders aktiv sind? Es hat sich gezeigt, dass einige »Antreiber« sehr typisch sind und besonders häufig vertreten sind. Dieser Fragebogen[9] hilft, Ihren »Antreiber-Stil« zu finden.

Bitte kreuzen Sie für alle Aussagen an, wie sehr Sie ihnen zustimmen, von 1, »stimmt gar nicht«, bis 5, »stimmt voll und ganz«.

	Stimmt gar nicht	Stimmt kaum	Stimmt etwas	Stimmt meistens	Stimmt voll und ganz
1. Wann immer ich eine Arbeit mache, mache ich sie gründlich.	1	2	3	4	5
2. Ich fühle mich verantwortlich, dass diejenigen, die mit mir zu tun haben, sich wohlfühlen.	1	2	3	4	5
3. Ich bin ständig auf Trab.	1	2	3	4	5
4. Anderen gegenüber zeige ich meine Schwächen nicht gern.	1	2	3	4	5
5. Wenn ich raste, roste ich.	1	2	3	4	5
6. Häufig sage ich: »Es ist schwierig, das so genau zu sagen.«	1	2	3	4	5
7. Ich sage oft mehr, als eigentlich nötig wäre.	1	2	3	4	5
8. Ich habe Mühe, Leute zu akzeptieren, die nicht genau sind.	1	2	3	4	5
9. Es fällt mir schwer, Gefühle zu zeigen.	1	2	3	4	5
10. »Nur nicht lockerlassen!« ist meine Devise.	1	2	3	4	5

11.	Wenn ich eine Meinung äußere, begründe ich sie auch.	1	2	3	4	5
12.	Wenn ich einen Wunsch habe, erfülle ich ihn mir schnell.	1	2	3	4	5
13.	Ich liefere einen Bericht erst ab, wenn ich ihn mehrmals überarbeitet habe.	1	2	3	4	5
14.	Leute, die herumtrödeln, regen mich auf.	1	2	3	4	5
15.	Es ist für mich wichtig, von den anderen akzeptiert zu werden.	1	2	3	4	5
16.	Ich habe eher eine harte Schale, aber einen weichen Kern.	1	2	3	4	5
17.	Ich versuche oft herauszufinden, was andere von mir erwarten, um mich danach zu richten.	1	2	3	4	5
18.	Leute, die unbekümmert in den Tag hineinleben, kann ich nur schwer verstehen.	1	2	3	4	5
19.	Bei Diskussionen unterbreche ich die anderen oft.	1	2	3	4	5
20.	Ich löse meine Probleme selbst.	1	2	3	4	5
21.	Aufgaben erledige ich möglichst rasch.	1	2	3	4	5
22.	Im Umgang mit anderen bin ich auf Distanz bedacht.	1	2	3	4	5
23.	Ich sollte viele Aufgaben noch besser erledigen.	1	2	3	4	5
24.	Ich kümmere mich persönlich auch um nebensächliche Dinge.	1	2	3	4	5

25.	Erfolge fallen nicht vom Himmel: Ich muss sie hart erarbeiten.	1	2	3	4	5
26.	Für dumme Fehler habe ich wenig Verständnis.	1	2	3	4	5
27.	Ich schätze es, wenn andere auf meine Fragen kurz und bündig antworten.	1	2	3	4	5
28.	Es ist mir wichtig, von anderen zu erfahren, ob ich meine Sache gut gemacht habe.	1	2	3	4	5
29.	Wenn ich eine Aufgabe einmal begonnen habe, führe ich sie auch zu Ende.	1	2	3	4	5
30.	Ich stelle meine Wünsche und Bedürfnisse zugunsten anderer Personen zurück.	1	2	3	4	5
31.	Ich bin anderen gegenüber oft hart, um von ihnen nicht verletzt zu werden.	1	2	3	4	5
32.	Ich trommele oft ungeduldig mit den Fingern auf dem Tisch.	1	2	3	4	5
33.	Beim Erklären von Sachverhalten verwende ich gerne die Aufzählung: »Erstens, zweitens, drittens ...«.	1	2	3	4	5
34.	Ich glaube, dass die meisten Dinge nicht so einfach sind, wie viele meinen.	1	2	3	4	5
35.	Es ist mir unangenehm, andere Menschen zu kritisieren.	1	2	3	4	5
36.	Bei Diskussionen nicke ich häufig mit dem Kopf.	1	2	3	4	5

37.	Ich strenge mich an, um meine Ziele zu erreichen.	1	2	3	4	5
38.	Mein Gesichtsausdruck ist eher ernst.	1	2	3	4	5
39.	Ich bin nervös.	1	2	3	4	5
40.	So schnell kann mich nichts erschüttern.	1	2	3	4	5
41.	Meine Probleme gehen die anderen nichts an.	1	2	3	4	5
42.	Ich sage oft: »Mach mal vorwärts.«	1	2	3	4	5
43.	Ich sage oft: »genau«, »exakt«, »logisch«.	1	2	3	4	5
44.	Ich sage oft: »Das verstehe ich nicht.«	1	2	3	4	5
45.	Ich sage eher: »Könnten Sie es nicht einmal versuchen« als »Versuchen Sie es einmal!«	1	2	3	4	5
46.	Ich bin diplomatisch.	1	2	3	4	5
47.	Ich versuche, die an mich gerichteten Erwartungen zu übertreffen.	1	2	3	4	5
48.	Beim Telefonieren bearbeite ich oft noch nebenher andere Dinge.	1	2	3	4	5
49.	»Zähne zusammenbeißen« ist meine Devise.	1	2	3	4	5
50.	Trotz enormer Anstrengungen will mir vieles einfach nicht gelingen.	1	2	3	4	5

Auswertung des Fragebogens

Ich werde auf die fünf Antreiber im Folgenden genauer eingehen. Aber zunächst brauchen wir eine Auswertung des Fragebogens. Für die Auswertung müssen Sie nun die Werte zusammenzählen.

SEI PERFEKT!

Frage	**1**	**8**	**11**	**13**	**23**	**24**	**33**	**38**	**43**	**47**	**Summe**
Punkte											

MACH SCHNELL!

Frage	**3**	**12**	**14**	**19**	**21**	**27**	**32**	**39**	**42**	**48**	**Summe**
Punkte											

STRENG DICH AN!

Frage	**5**	**6**	**10**	**18**	**25**	**29**	**34**	**37**	**44**	**50**	**Summe**
Punkte											

MACH ES ALLEN RECHT!

Frage	**2**	**7**	**15**	**17**	**28**	**30**	**35**	**36**	**45**	**46**	**Summe**
Punkte											

SEI STARK!

Frage	**4**	**9**	**16**	**20**	**22**	**26**	**31**	**40**	**41**	**49**	**Summe**
Punkte											

Und noch einmal für den besseren Überblick:

Antreiber	**Summe**
Sei perfekt!	
Mach schnell!	
Streng dich an!	
Mach es allen recht!	
Sei stark!	

Und was sagen Ihnen die Zahlen nun? Die Summen geben an, wie stark der jeweilige Antreiber bei Ihnen ausgeprägt ist.

0–15: **schwache Ausprägung**

16–30: **mittlere Ausprägung** (evtl. beachten)

31–45: **starke Ausprägung** (auf jeden Fall bei diesem Antreiber genauer hingucken!)

Ihre inneren Antreiber

Diese fünf Antreiber bilden (gelernte) Einstellungen, Erwartungen und Hoffnungen an sich selbst ab. Sie sind individuell unterschiedlich und werden meist in der Kindheit (Prägung durch Erwachsene) und auch durch Erfahrungen, die wir machen, erworben. Mir ist es wichtig, dass Sie ein gutes Gespür dafür haben, was genau Sie persönlich antreibt.

Wenn Sie bei inneren Antreibern sehr hohe Werte erreicht haben, ist das ein Hinweis darauf, dass diese Antreiber sehr stark und in manchen Situationen auch zu stark ausgeprägt sind. Schauen wir uns die fünf typischen Antreiber etwas genauer an.

Der Antreiber »Sei perfekt«

»Ich muss es besser machen, ich bin nicht gut genug.« Menschen, die hier hohe Werte erreichen, sind sehr gründlich. Aufgaben werden nicht nur erfüllt, sondern es wird immer noch ein bisschen mehr erledigt. Bemühungen um Perfektion sind wichtiger als der Zeitaufwand und die damit verbundenen Kosten. Wenn sie nicht genau und gründlich sind, befürchten Betroffene, nicht akzeptiert zu werden. Sie hoffen, über eine fehlerfreie Leistung Anerkennung zu bekommen. Sie verlangen von sich (und manchmal auch von anderen) Perfektion, Vollkommenheit, Gründlichkeit, Vorbildfunktion, Präzision und Übererfüllung von Aufgaben und Zielen.

Der Antreiber »Mach schnell«

»Ich werde nie damit fertig werden.« Menschen mit diesem Antreiber sind nie richtig dort anwesend, wo sie sich gerade befinden. Sie sind völlig überlastet und voller Hektik. Ruhiges und konzentriertes Arbeiten fällt ihnen schwer. Am besten werden mehrere Dinge gleichzeitig erledigt, denn es muss besonders schnell und sofort getan werden. Typische Kennzeichen sind Dynamik, Tempo, Arbeiten unter Zeitdruck.

Streng dich an!

»Ich muss mich bemühen, wenn ich es auch nicht schaffe.« Menschen mit diesem Antreiber haben ein hohes Pflichtbewusstsein und zeichnen sich durch Fleiß und Einsatz aus. Quantität ist dabei wichtiger als Qualität. Man muss sich immer bemühen und sich anstrengen. »Von nichts kommt nichts.« Sollte etwas nicht funktionieren, werden die Anstrengungen verdoppelt. Selbst wenn Erfolge da sind, ist ein entspanntes Genießen schwierig. Der Betroffene fühlt sich schnell von ernsten Problemen, Schwierigkeiten oder Krisen bedroht.

Mach es allen recht

»Ich muss alle zufriedenstellen.« Wenn dieser Antreiber ausgeprägt ist, fühlt man sich dafür verantwortlich, dass die anderen sich wohlfühlen. Allerdings weiß man häufig gar nicht, was sich der andere wünscht, sondern diese Vorstellung kann auch eine Fantasievorstellung sein. Eigene Bedürfnisse werden zurückgestellt. Die Person richtet sich danach, was andere erwarten, und kommt dabei selbst zu kurz. Der Betroffene möchte beliebt und geliebt sein und hat nicht gelernt, Nein zu sagen. Typische Eigenschaften dieses Antreibertyps sind Verantwortungsübernahme und Aufopferung, Verbindlichkeit, Bescheidenheit, Loyalität und Selbstlosigkeit.

Sei stark

Niemand darf mitbekommen, wenn ich schwach oder ratlos bin! Wenn dieser Antreiber ausgeprägt ist, haben die Menschen gelernt, keine Zeichen von Schwäche oder auch Gefühle zu zeigen. Sie sind zurückhaltend und manchmal auch stoisch. Sie sind Meister der Beherrschung und vermitteln nach außen Haltung, Durchhalte- und Durchsetzungsvermögen, Härte und Heldentum. Ihr Motto: »Indianer kennen keinen Schmerz.« Aufgeben ist keine Option, und es fällt den Betroffenen enorm schwer, fremde Hilfe in Anspruch zu nehmen.

Veränderung des inneren Antreibers

Es kann sein, dass sich Ihre persönlichen eigenen inneren Antreiber nicht so gut in dieses Schema einsortieren lassen. Nicht schlimm, wir können trotzdem weiterarbeiten. Alles Weitere gilt auch, wenn Ihre inneren Antreiber andere als diese fünf sind. Individualität ist mir sehr wichtig, trotzdem vermute ich, dass die meisten von Ihnen ein oder zwei Antreiber für sich klar identifiziert haben. Innere Antreiber sind innere Glaubenssätze, die auf unterschiedliche Art und

Weise entstehen und geprägt sein können. Vielleicht ist es bei Ihnen ein bestimmter Satz (vielleicht im O-Ton der Eltern?), der Druck und Stress entstehen lässt. Vielleicht ist es aber auch eine breite Palette von Antreibern, die auf den ersten Blick keine Gemeinsamkeiten erkennen lassen.

Was geht Ihnen durch den Kopf?

Am besten beobachten Sie beim nächsten Mal genau, was Ihnen in besonders stressigen Situationen durch den Kopf geht. Welche Sätze oder Ideen finden sich bei Ihnen besonders häufig? Selbstverständlich kann es aber auch sein, dass einer der oben beschriebenen Antreibertypen genau auf Sie zutrifft. Um es noch etwas klarer zu bekommen, nehmen Sie sich einen Moment Zeit

Notieren Sie entweder Ihre typischen Antreiber oder die Antreiber, die in einer bestimmten, als stressig erlebten Situation vorherrschend sind.

Was treibt Sie an?

____

____

Wann sollte ich versuchen, einen inneren Antreiber zu verändern?

Mir ist es ganz wichtig, innere Antreiber nicht per se zu verteufeln. Ich glaube, ohne eine innere Stimme, die motiviert und antreibt, würden Sie dieses Buch nicht lesen. Zum einen, weil Sie keine Lust darauf hätten, an sich zu arbeiten, und zum anderen hätte ich es vermutlich gar nicht erst geschrieben. Dabei macht mir diese Aufgabe gleichzeitig auch viel Spaß!

Innere Antreiber stellen dann ein Problem dar, wenn »sie übertreiben«, wenn der Druck, der durch sie entsteht, viel zu groß, fast unerträglich ist. Oft kommen Menschen zu mir, die anspruchsvolle, knifflige oder herausfordernde Aufgaben lösen müssen. Das allein ist schon eine große Aufgabe. Gleichzeitig merke ich aber auch, dass ihre inneren Antreiber oder Glaubenssysteme das Problem zusätzlich noch »aufpumpen«. Und dass es dann unlösbar erscheint und sie sich erschlagen fühlen, kann ich sehr gut nachvollziehen. Genau hier versuche ich, »die Luft wieder rauszulassen«. Das erfordert Fingerspitzengefühl, weil ich keinesfalls Lebenssituationen bagatellisieren möchte. Aber wenn eine alleinerziehende, berufstätige Mutter neben ehrenamtlichen Tätigkeiten noch dreimal pro Woche die Tante im Pflegeheim besucht und dann unsicher ist, ob es wirklich in Ordnung ist, mal eine Pause zu machen, dann sind starke, übertriebene Antreiber am Werk. Und dann ist es meine Aufgabe, Hilfe zur Selbsthilfe zu geben – wie in diesem Buch.

Wie verändere ich meinen inneren Antreiber?

Leider ist diese Frage nicht so einfach zu beantworten. Meinungen, Einstellungen und Glaubenssätze sind oft tief verwurzelt und lassen sich meist nicht »mal eben« verändern. Falls Sie also merken, dass es Ihnen besonders schwerfällt, die folgenden Hinweise umzusetzen, haben Sie Geduld, bleiben Sie aber auch am Thema dran und finden Sie immer wieder Anlässe, um ganz bewusst Ihre inneren Antreiber zu modifizieren. Ich bin fest davon überzeugt, dass Sie Ihre inneren Antreiber verändern und modifizieren können. Also, krempeln wir mal die Ärmel hoch und los!

Verändern heißt nicht aufgeben!

Jeder Antreiber hat viele positive Aspekte. Wenn ich von Veränderungen spreche, geht es mir nicht darum, die Antreiber ins Gegenteil zu verkehren. Die Hecke, die die Sicht versperrt, muss nicht sofort ausgerupft werden, es reicht vielleicht, sie an den richtigen

Stellen zurechtzustutzen. Bedenken Sie außerdem, dass nicht alles, was auf den ersten Blick schlecht erscheint, auch schlecht sein muss oder ob es nicht einfach auch eine Funktion erfüllen könnte.

Finden Sie ein neues Motto!

Wie bereits beschrieben, sind Antreiber tief verwurzelt und häufig über Jahrzehnte gelernt. Die Verknüpfungen sind gefestigt und wohlvertraut; wie automatisch tauchen die inneren Antreiber auf und tun ihr Werk. Wenn Sie nun wissen, dass Sie ungünstige innere Antreiber haben, ist es Zeit, diese zu verändern. Setzen Sie dem Antreiber etwas entgegen. Daher empfehle ich, dass Sie Ihren Antreiber in ein neues, deutlich hilfreicheres Motto verwandeln, was Ihnen zukünftig in herausfordernden Situationen helfen und die Stresskurve etwas abflachen kann.

Wie sieht ein gutes neues Motto aus?

1. **Kurz und einfach!** Machen Sie es nicht kompliziert! Achten Sie darauf, dass das Motto möglichst keine Nebensätze enthält, nicht zu verschachtelt ist.
2. **Persönlich!** Bedenken Sie, das ist *Ihr* Motto, dementsprechend sollte es auch etwas mit Ihnen zu tun haben. Vermeiden Sie Formulierungen mit »man« oder »jemand«, benutzen Sie stattdessen »ich«, »mir«, »mein«.
3. **Positiv!** Formulieren Sie, was Sie wollen, nicht, was Sie *nicht* wollen. Verzichten Sie auf Negationen (»Ich möchte nicht perfekt sein.«). Unser Gehirn übersieht »nein« oder »nicht« in solchen Formulierungen. Ein klassisches Beispiel? Denken Sie jetzt *nicht* an einen rosa Elefanten! – Und, was ist vor Ihrem inneren Auge aufgetaucht? Also, formulieren Sie positiv: Wenn Ihr neues Motto Negationen enthält, fragen Sie sich, was Sie *stattdessen* möchten. Das hilft oft, eine bessere Formulierung zu finden.

Hier ein paar Beispiele, die sich auch an den fünf inneren Antreibern orientieren.

Bisheriger innerer Antreiber	**Anregungen für ein neues Motto**
»Sei perfekt«	Gut ist gut genug! Ich bin gut genug. Ich bin wertvoll und liebenswert. Ich darf auch Fehler machen und aus ihnen lernen. Auch andere haben Schwächen. Ich muss nicht alles wissen. 90 Prozent reichen.
»Mach schnell«	Ich darf mir die Zeit geben, die ich brauche. Pausen sind wichtig. In der Ruhe liegt die Kraft! Ruhige Schnelligkeit. Nimm dir Zeit für dich!
»Streng dich an!«	Ich darf an der Arbeit auch Spaß haben. Auch wenn es leicht geht, ist es wertvoll. Ich treffe Vereinbarungen über realistische Ziele. Ich darf mich auch mal entspannen und Erfolge genießen. Tu es einfach. Trau dir was zu.
»Mach es allen recht!«	Meine Bedürfnisse und Wünsche sind wichtig. Ich muss nicht bei allen beliebt sein. Wer Ja sagt, kann auch Nein sagen. Gefall dir selbst. Ich kann auch mal Nein sagen.

»Sei stark!«	Ich darf offen sein und mich zeigen. Ich kann um Hilfe bitten, ohne mein Gesicht zu verlieren. Wenn ich Gefühle zeige, bin ich stark. Ich darf auch mal schwach sein. Gefühle sind in Ordnung.

Ich habe die besten Erfahrungen gemacht, wenn Sie ein Motto wählen, dass wirklich zu Ihnen passt. Sprechen Sie es zwei-, dreimal laut aus. Es sollte sich »gut anfühlen«. Das ist ein schwammiges Kriterium, gleichzeitig aber das beste und treffsicherste Anzeichen, dass dieser neue Satz *Ihr* neues Motto sein kann.

Bitte nehmen Sie sich die Zeit, die Sie benötigen, und notieren Sie dann Ihr neues Motto:

Mein neues Motto lautet

____

____

____

Lernen! Lernen! Lernen!

Super! Ein wichtiger Schritt auf dem Veränderungsweg ist gemacht. Sie haben ein gutes neues Motto, das Sie Ihrem negativen inneren Antreiber entgegenstellen können. Aber damit ist die Arbeit noch nicht beendet! Denn es ist wichtig, dass Sie diesen neuen Gedanken, die neue Idee auch verinnerlichen.

PROBIER MAL AUS!

Wie verinnerliche ich mein Motto?

Sie können unterschiedliche Methoden einsetzen, um sich Ihr Motto wirklich zu eigen zu machen. Einige möchte ich kurz vorstellen:

- Schreiben Sie das Motto auf einen Zettel und kleben Sie es an eine gut sichtbare Stelle, zum Beispiel Ihren Monitor, Badezimmerspiegel oder die Haustür.
- Finden Sie ein Symbol, das Sie an Ihr Motto erinnert. Das bietet sich vor allem dann an, wenn Sie nicht möchten, dass jeder Ihr Motto liest. Statt des Mottos malen Sie Ihr Symbol auf den Zettel.
- Verwenden Sie ein Schmuckstück, einen Stein, eine Kastanie, eine Murmel, einen Schlüsselanhänger. Lassen Sie sich von diesem Gegenstand an Ihr neues Motto erinnern.
- Sagen Sie das Motto mehrmals am Tag laut auf! Oder flüstern Sie es leise, bevor eine schwierige Situation ansteht.
- Schreiben Sie Ihr Motto auf einen Zettel und stecken Sie diesen in die Hosentasche oder ins Portemonnaie, wo Sie dem Motto immer mal wieder »begegnen«.
- Erinnern Sie sich an das Vokabelnlernen in der Schule? Vielen hilft mehrmaliges Abschreiben. Schreiben Sie Ihr Motto ganz oft auf – vielleicht sogar jeweils fünfmal morgens, mittags und abends.
- Benutzen Sie Ihr Smartphone. Vielleicht wollen Sie Ihr Motto aufschreiben und als Sperrbildschirm benutzen, vielleicht nutzen Sie auch ein Symbolbild (Naturbilder, Aufnahmen aus dem letzten Urlaub …), das Sie an Ihr Motto erinnern kann.

Innere Antreiber zu verändern ist ein Prozess, der Training und Übung erfordert. Aber mit diesen Kompetenz-Tipps sind Sie gut ausgestattet, um ein neues Motto zu verinnerlichen!

3. Stresskompetenz
Entspannung

In diesem Kapitel beschäftigen wir uns mit Entspannung. Mit Gedanken wie: »Endlich mal die Füße hochlegen.« »Hier komme ich innerlich und äußerlich zur Ruhe.« »Erst mal durchatmen! »Ich fühl mich erholt und erfrischt!« Wenn Sie es schaffen, auf einen Stressor entspannt zu reagieren, ist das Stresserleben deutlich reduziert oder gar nicht vorhanden. Damit ist Entspannung eine wichtige Stresskompetenz. Entspannung ist sowohl ein körperlicher als auch ein psychologischer Zustand. Auf der psychologischen Ebene geht er mit **Gelassenheit, Zufriedenheit und Wohlbefinden** einher. Die Konzentrations- und Differenzierungsfähigkeit ist verbessert.

Die körperliche Ebene der Entspannung

Auf der körperlichen Ebene kommt es zu einer genau gegensätzlichen Reaktion als die Stressreaktion. Zu den Veränderungen gehören also:

- Muskelanspannung verringert sich
- Verringerte Reflextätigkeit
- Erweiterung der Blutgefäße
- Herzfrequenz verlangsamt
- Blutdruck gesenkt
- Reduzierter Sauerstoffverbrauch

Entspannung – das Gegenteil von Stress

Das bedeutet: Entspannung ist das Gegenteil von Stress. Manche Gefühlszustände können nebeneinanderstehen, Entspannung und Stress schließen sich allerdings gegenseitig aus: Ich kann nicht gleichzeitig entspannt und gestresst sein, hier gibt es nur ein Entweder-oder. Wenn ich also lerne, wie ich mich in einen entspannten Zustand bringen kann, lerne ich gleichzeitig einen Ausweg aus dem Stresserleben.

Vielleicht haben Sie schon von unserem vegetativen Nervensystem gehört? Dieses besteht aus zwei Systemen: Parasympathikus und Sympathikus. Entspannung aktiviert den Parasympathikus und schwächt den Sympathikus. In stressigen Situationen, wie etwa beim Angriff des Säbelzahntigers, ist aber vor allem der Sympathikus aktiviert.

Wie unterschiedlich Sympathikus und Parasympathikus arbeiten, verdeutlicht diese Übersicht:

	Sympathikus	**Parasympathikus**
Pupille	Erweitert	Verengt
Herzschlag	Erhöht	Langsamer, gesenkt
Durchblutung von Muskulatur, Herz, Lunge, Gehirn	Stärker	Schwächer
Durchblutung von Verdauungsorganen, Haut, Genitalien, Schleimhäuten	Schwächer	Stärker
Skelettmuskulatur	Angespannt	Entspannt
Blutdruck	Anstieg	Abfall
Atmung	Schneller, tiefer, Bronchien erweitert	Langsamer, flacher, Bronchien verengt
Verdauung	Gehemmt	Erhöht

Gesamtstoffwechsel	Insgesamt angeregt, Energieverbrauch erhöht	Unverändert, tendenziell verlangsamt

Wir alle kennen Entspannung und es gibt unterschiedliche Situationen und Orte, an denen wir entspannen können. Es gibt bestimmte Verfahren, die uns darüber hinaus helfen, in einen entspannten Zustand zu kommen. Einige möchte ich im Folgenden kurz vorstellen.

Entspannungsverfahren

Ein entspannter Zustand kann auf sehr unterschiedliche Weise erreicht werden. Selbstverständlich gibt es Dinge, die Sie in Ihrem Alltag tun können, die zur Entspannung führen. Ich möchte Ihnen hier einige Verfahren vorstellen, die Entspannung gezielt ansteuern und sehr gut geeignet sind, körperliche und geistige Anspannung und innere Erregung zu verringern.

- **Autogenes Training**[10]**:** Dieses Verfahren wurde in den 1930er-Jahren entwickelt von Johannes Heinrich Schultz. Es arbeitet vor allem mit Autosuggestionen (ich sage mir selbst etwas). Es werden bestimmte Formeln wiederholt, etwa »Mein rechter Arm ist schwer« oder »Meine Atmung ist ruhig und gleichmäßig«.
- **Progressive Muskelentspannung (PME)**[11], auch Muskelrelaxation (PMR) genannt: Ein sehr leicht zu erlernendes Verfahren, das häufig im medizinischen Rahmen Anwendungen findet, beispielweise in Rehakliniken. Entwickelt wurde es von Edmund Jacobson, ungefähr zur gleichen Zeit wie das Autogene Training. Bestimmte Muskelgruppen werden angespannt und danach entspannt. Durch das Nachspüren der unterschiedlichen Spannungszustände wird eine körperliche Entspannung der Muskulatur erreicht.

- **Meditation**: Anders als die beiden bisher genannten Verfahren haben Meditation und auch die weiteren Entspannungsverfahren einen spirituellen Hintergrund. Meditation wird in vielen Religionen und Kulturen angewendet. Durch Konzentrations- und Achtsamkeitsübungen soll sich der Geist fokussieren und sammeln. Mit regelmäßiger Meditation wird eine Bewusstseinserweiterung angestrebt.
- **Yoga**: Eigentlich ist Yoga mehr als ein Entspannungsverfahren, es ist eine philosophische Lehre, die aus Indien stammt. Es gibt sehr viele unterschiedliche Ansätze im Yoga. Eine Entspannungsreaktion wird durch praktizierte Körperstellungen (Asanas) und Atemübungen (Pranayama) bewirkt. Yoga wird an vielen Orten angeboten: Fitnessstudios, VHS-Kurse, aber auch in speziellen Yogaschulen oder von ausgebildeten Yoga-Trainer:innen.
- **Imaginative Verfahren**: Hierzu gehören Fantasiereisen, Imaginationen und Visualisierungen. Sie finden oft als Teil anderer Entspannungsverfahren ihre Anwendung. Eine typische Fantasiereise zur Entspannung ist zum Beispiel, in der Vorstellung zum Strand zu gehen.
- **Tai-Chi und Qigong:** Dies sind meditative Bewegungsformen. Sie entstammen der Traditionellen Chinesischen Medizin und verbinden Übungen zur entspannten Konzentration mit Körper- und Atemübungen. Auch für diese Entspannungsverfahren werden häufig Kurse angeboten.
- **Achtsamkeitstraining[12]:** Achtsamkeit ist ein Konzept, das eigentlich Bestandteil der östlichen Kulturen ist. Jon Kabat-Zinn entwickelte in den späten 1970er-Jahren ein Stressbewältigungsverfahren, das auf Achtsamkeitsübungen basiert (MBSR – Mindfulness Based Stress Reduction). In einem achtwöchigen standardisierten Kurs wird dieses Konzept vermittelt. Ein Bestandteil ist der Bodyscan. Eine Übung, bei der man durch den Körper »reist«.

Und welche Methode sollte ich wählen?

Damit kennen Sie nun die wichtigsten und auch bekanntesten Entspannungsverfahren. Entscheidend ist, dass Sie die für sich passende Methode finden.

Es gibt wirklich unzählige Angebote von Fitnessstudios, Krankenkassen, Volkshochschulen oder Physiotherapiepraxen; Entspannungs-Kurse werden sehr häufig angeboten. Hinzu kommt ein großes Angebot im Internet, beispielsweise auf YouTube, oder auch bestimmte Apps. Ich wünschte, ich könnte Ihnen jetzt eine klare Empfehlung aussprechen oder einen Leitfaden geben, wie Sie vorgehen können, um das »richtige« Angebot zu finden. Das kann ich aber nicht, es ist zu individuell, was zu Ihnen passen könnte. Probieren Sie einfach! Nur dann können Sie herausfinden, was Ihnen gefallen könnte, welche Erfahrungen Sie machen können.

Stellen Sie sich vor, Sie haben noch nie in Ihrem Leben Sushi gegessen. Sie wissen also nicht, ob Sie Sushi mögen und welches Sushi Sie mögen. Egal, wie lange ich es beschreibe, keine Erklärung kann Ihnen wirklich helfen zu beurteilen, ob Sie Sushi mögen oder nicht. Sie müssen es ausprobieren! Allein die Erfahrung kann helfen und so ist es auch bei Entspannungsverfahren. Theoretisch sind alle Methoden gleich gut. Alle ermöglichen es mit Übung, einen Entspannungszustand zu erreichen.

Trotzdem wirken Entspannungsverfahren nicht immer. Jeder Mensch ist individuell. Prüfen Sie, welches Angebot Sie ansprechend finden. Welche Methode sagt Ihnen zu? Ist es einfacher, in einer Gruppe zu entspannen oder besser zu Hause?

Die Stimme der Kursleiterin kann beispielsweise schon entscheidend sein. Wenn sie Sie an Ihre nervige Nachbarin erinnert, werden Sie kaum in der Lage sein, sich zu entspannen. Dann ist dieser Kurs nicht der richtige für Sie. Achten Sie daher vor allem darauf, dass *Sie* sich mit diesem Angebot wohlfühlen.

Akut und prophylaktisch

Entspannungsverfahren sind unterschiedlich leicht zu erlernen. Je häufiger und regelmäßiger ich ein Verfahren anwende, umso besser sind die Ergebnisse.

Die Übungen wirken auf zwei Arten:

- Sie helfen in der akuten Situation dabei, Anspannungen zu reduzieren. Bei manchen Menschen wirkt das sofort, die meisten benötigen dafür aber etwas Übung, damit sie nicht nur in der Lage sind, unter Trainings-Bedingungen den Entspannungszustand zu erreichen, sondern auch in der akuten Situation im Alltag. Aber dabei hilft das Training immens.
- Zweitens führen regelmäßige Trainingseinheiten auch dazu, dass die Stresskurve insgesamt, also mein Anspannungslevel, nach unten fahren kann. Ich bin also insgesamt ausgeglichener. Manchmal benutzen wir den Vergleich »Ich bin dünnhäutig.« Regelmäßige Entspannungsübungen helfen, die Haut wieder »dicker« werden zu lassen.

Entspannungsmethoden haben ein breites Wirkungsspektrum

Ich bin ein großer Fan von Entspannungsverfahren. Eigentlich sind sie relativ einfach zu erlernen und es gibt wirklich eine große Vielfalt. Somit kann für jeden, der bereit ist, etwas auszuprobieren und dranzubleiben, etwas dabei sein.

Außerdem haben Entspannungsübungen ein breites Wirkungsspektrum. Sie haben klar nachweisbare Effekte, sowohl bei medizinischen als auch bei psychischen Problemen. Zu den körperlichen Erkrankungen, die durch Entspannungsverfahren nachweisbar positiv beeinflusst werden, gehören beispielsweise chronische Rückenschmerzen, hoher Blutdruck, koronare Herzerkrankungen oder auch Asthma bronchiale oder chronische Kopfschmerzen.

Und auch bei psychischen Störungen haben sie eine breite Anwendung – nicht nur bei Stressproblemen.

»Verantwortlich ist man nicht nur für das, was man tut, sondern auch für das, was man nicht tut.«

Laotse

Zwischen den Zeilen haben Sie es schon gelesen: Damit ein Entspannungsverfahren wirklich hilfreich sein kann, sind Training und Übung notwendig. Ein bisschen ist es wie beim Sport. Wenn ich wirklich ein Sixpack haben möchte, muss ich meine Bauchübungen regelmäßig und dauerhaft machen. Ein Abend, an dem ich bei den Bauchübungen alles gebe, ist leider nur ein guter Anfang. Am nächsten Tag werde ich die gewünschten Muskeln leider noch nicht sichtbar haben, höchstens spürbar in Form von Muskelkater.

Im ersten Schritt suchen Sie sich ein Entspannungsverfahren, das zu Ihnen passt. Dann suchen Sie eine Routine, am besten eine feste Tageszeit, feste Termine, an denen Sie sich Zeit für sich selber nehmen und Ihre Entspannungsübungen machen.

PROBIER MAL AUS!

Für den Notfall – Kurze Entspannungstechniken

Manchmal muss es schnell gehen. Daher möchte ich Ihnen hier einen bunten Blumenstrauß unterschiedlicher kurzer Techniken vorstellen, die sich gut in den Alltag einbauen lassen. Probieren Sie eine nach der anderen aus und bleiben Sie bei der, die zu Ihnen passt. Ich hoffe, die vorgeschlagenen Übungen helfen Ihnen dabei, in einer angespannten Situation eine kleine Auszeit zu finden. Manche Übungen helfen Ihnen eher, Ihre Muskulatur zu lockern, andere Übungen sind eher dafür gedacht, etwas inneren Abstand zur Stress auslösenden Situation zu gewinnen.

- **Die Beckenschaukel im Sitzen:** Aufrecht auf dem vorderen Stuhldrittel sitzen, Füße schulterbreit aufstellen mit der ganzen Sohle am Boden, die Arme bequem am Körper hängen lassen, Becken leicht nach vorne kippen und Brust nach vorne oben schieben (also in ein »leichtes Hohlkreuz« gehen). Anschließend das Becken über die Sitzbeinhöcker nach hinten schieben (»Rundrücken«)
- **Die Muskelpumpe:** Aufrecht sitzen auf dem vorderen Stuhldrittel. Beide Füße sind am Boden. Abwechselnd heben und senken Sie die Fersen, während die Fußspitze dabei am Boden bleibt. Ergänzend können Sie ein Bein strecken und die Fußspitze in Richtung Körper heranziehen. Dabei neigen Sie den Oberkörper nach vorne, sodass die Wade und die Oberschenkel-Rückseiten gedehnt werden.
- **Palmieren:** So lange die Hände reiben, bis sie warm sind. Legen Sie die Hände so über die Augen, dass diese unter der Hälfte der Handinnenfläche liegen. Die Finger kreuzen sich über der Stirn und die Innenflächen bilden eine Höhle für die Augen, ohne diese zu berühren. Bitte die Augen schließen und die Augen in der Dunkelheit ruhen lassen. Die Übung wirkt intensiver, wenn Sie sich außerdem »Schwarz« oder einen schwarzen Gegenstand vorstellen. Die Augen können noch etwas mehr entspannen, weil Sie »nichts« sehen.
- **Eine Minute lächeln:** Auch wenn Ihnen gerade nicht danach ist, ziehen Sie Ihre Mundwinkel nach oben und lächeln Sie. Sie werden spüren, dass auch das Lächeln Ihre Stimmung beeinflussen kann.
- **Schulterkreisen:** Kreisen Sie die Schultern, vorwärts, rückwärts und vielleicht auch gegengleich (also rechts vorwärts, links rückwärts und danach umgekehrt).

- **Holzhacken:** Stellen Sie sich breitbeinig auf, recken Sie die Hände nach oben und verschränken die Finger miteinander. Mit (lautem) Ausatmen die Arme nach unten zwischen die Beine durchschwingen. Beim Aufrichten wieder einatmen, nach hinten ausholen und wieder nach unten schwingen. 10- bis 15-mal wiederholen.
- **Blick zum Horizont:** Blicken Sie aus dem Fenster und suchen Sie den Horizont. Lassen Sie Ihre Augen am Horizont einige Male langsam entlangwandern, um Sie »weit« zu stellen.
- **Powernapping:** In Japan immer schon gang und gäbe, setzt sich dieser Trend bei uns nur bedingt durch. Aber probieren Sie es aus, sofern Sie die Möglichkeit haben. Stellen Sie einen Wecker und gönnen Sie sich ein kurzes Schläfchen, 10 bis 20 Minuten sollten reichen!
- **Kurzmeditation:** Nehmen Sie einen kleinen Gegenstand, wie etwa einen Stift, ein Geldstück oder eine Büroklammer, und legen Sie ihn vor sich auf dem Tisch. Stellen Sie einen Wecker auf 3 Minuten und konzentrieren Sie sich auf diesen Gegenstand. Wenn Ihre Gedanken abschweifen, führen Sie Ihre Aufmerksamkeit vorsichtig wieder zum Gegenstand zurück.
- **Fantasiereise:** Schließen Sie die Augen und gehen Sie in Ihrer Fantasie an einen schönen Wohlfühlort. Lassen Sie sich überraschen, welcher Ort vor Ihrem Auge erscheint. Es kann ein Ort sein, den Sie regelmäßig besuchen, es kann ein Ort aus Ihrer Vergangenheit sein, es kann aber auch ein völlig fiktiver Ort sein. Versuchen Sie, diesen Ort mit allen Sinnen wahrzunehmen und zu genießen.

Atemübungen

- **Bauchatmung:** Einige tiefe Atemzüge können schon entspannend sein. Hier ist vor allem die Bauchatmung hilfreich. Legen Sie eine Hand auf den Bauch und lassen Sie beim Einatmen den Atem so weit wie möglich hinunterströmen (bis in die Hand).

- **Atem zählen:** Machen Sie 10 tiefe Atemzüge und zählen Sie Ihre Atemzüge dabei. Zählen Sie also mit jedem Ausatmen innerlich von 1 bis 10. Dann noch mal 10 Atemzüge, zählen Sie nun mit jedem Ausatmen von 10 bis 1 zurück.
- **Atmen mit »Ruhewort«**: Atmen Sie tief ein und aus, begleiten Sie die Ein- und Ausatmung mit einem Wort, das Ihnen passend erscheint: Ent- (einatmen) spannung (ausatmen). Er- (einatmen) holung (ausatmen), Ru- (einatmen) he (ausatmen), Pau- (einatmen) se (ausatmen).
- **Gähnen wie ein Löwe:** Genau, reißen Sie Ihren Mund auf, zeigen Sie Ihre Zähne und gähnen Sie laut wie ein Löwe.

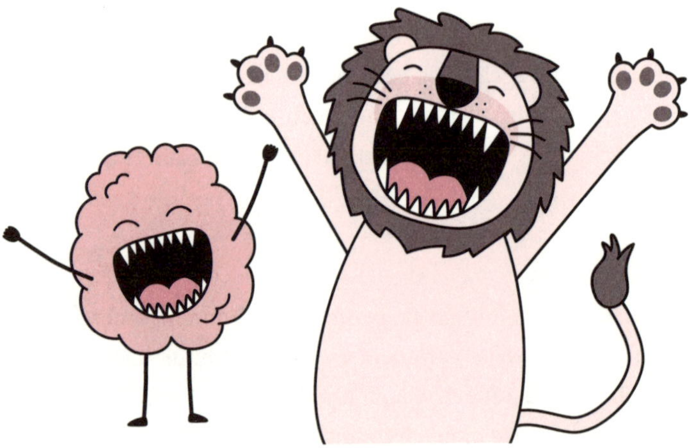

4. Stresskompetenz
Ausgleich und Regeneration

Im vorherigen Kapitel ging es um Entspannung und dabei vor allem um spezifisch einsetzbare Entspannungsverfahren. Ausgleich und Regeneration haben hierzu natürlich eine starke Verbindung. In diesem Kapitel möchte ich mich diesem Gegenpol zur Stressbelastung noch etwas ausführlicher widmen.

Entlastung finden

Wir Menschen können vieles aushalten, wenn wir das passende Gegengewicht oder den passenden Ausgleich zur Belastung finden. Es ist schade, dass der Begriff »Work-Life-Balance« fast schon »abgegriffen« klingt, aber ich finde die eigentliche Botschaft dahinter immer noch richtig und wichtig: Es gilt, die eigene Balance zwischen Belastung und Entlastung zu finden.

In diesem Zusammenhang benutze ich gerne die Metapher eines Smartphone-Akkus. Es gibt Apps und Aktivitäten, die den Akku beanspruchen und unheimlich schnell einen großen Teil der Energie verbrauchen. Wo also ist das Ladekabel, das die Batterie wieder füllt? Beim Smartphone kann ich genau ablesen, wie viel Prozent der Energie noch da ist, aber bei uns können wir das nicht so einfach.

Versuchen Sie doch mal, das Bewusstsein für Ihre »innere Ladeanzeige« zu sensibilisieren. Wie viel Akkuleistung ist heute noch da? Welche Aktivitäten ziehen viel Energie, welche geben Energie zurück?

Schätzen Sie ein, wie es mit Ihrer aktuellen Leistungsfähigkeit aussieht! (100%-0%)

Welche Aktivitäten haben Ihnen heute Energie genommen?

Welche Aktivitäten haben Ihnen heute Energie gegeben?

Ein anderes Bild bietet die Waage: Herausforderungen auf der einen, Erholung und Regeneration auf der anderen Seite. Damit die Waage ins Gleichgewicht kommen kann, muss ich bei starken Herausforderungen genügend Gegengewichte auf die Seite der Erholung und Regeneration legen. Genau darum geht es bei dieser Stresskompetenz.

Was ist das »richtige« Gegengewicht?

Wir alle haben schon die Erfahrung gemacht, dass wir nach einem gemütlichen Couch-Abend eigentlich noch erschöpfter waren als zuvor. Gleichzeitig kennen wir das Gefühl von Frische und Vitalität nach beispielsweise anstrengender Gartenarbeit. Wie kann das sein? Auch bei der Erholung müssen wir gut auswählen, welche Form des Ausgleichs wir gerade benötigen. Wovon müssen wir uns eigentlich erholen? Welche Tätigkeit wollen wir ausgleichen? Der Gesundheitspsychologe Gert Kaluza fordert daher »Erholung – aber richtig!«[13] Überlegen Sie doch mal, wie es Ihnen geht, wenn Sie sich erholen müssen.

»Ich bin nervös, überreizt, innerlich unruhig, kann nicht still sitzen und bin schnell gereizt!«

Was Sie brauchen? Innere Ruhe! Hier sollte es vor allem um entspannende Aktivitäten gehen, die seelische und körperliche Aktivitäten reduzieren. Beispiele:

- Anwendung eines Entspannungsverfahrens (siehe voriges Kapitel)
- Spaziergänge an der frischen Luft
- Raus ins Grüne
- Ruhige Orte, zum Beispiel der Besuch einer Kirche oder die Besichtigung eines Museums
- Sportliche Ausdaueraktivitäten (aber ohne Ehrgeiz oder Leistungsanspruch)
- Treffen mit Freunden (aber nur, wenn nicht gerade Probleme in der Luft liegen, sondern dieses Zusammensein wirklich entspannend ist)

»Ich bin schlecht gelaunt und frustriert, mir geht alles auf die Nerven!«

Was Sie brauchen? Mehr Abwechslung in Ihrem Leben! In Ihrem Alltag werden Sie zu einseitig beansprucht. Vernachlässigte Interessen und Fähigkeiten sollten stimuliert werden, um die einseitige Beanspruchung auszugleichen. Dabei kommt es darauf an, was die einseitige Belastung ist. Beispiele:

- Für »Kopfarbeiter«: Körpertätigkeiten, wie Sport oder auch Gartenarbeit

- Für körperlich Arbeitende: Anregende Geistestätigkeiten, vielleicht Theater- oder Kinobesuche, Lesen …
- Menschen, die viele Gespräche führen: Verbringen Sie einfach mal Zeit alleine! Meiden Sie in der Pause den Sozialraum, in dem alle Kollegen sitzen.
- Menschen, die selten Ergebnisse haben, die man »anfassen« oder sehen kann: Etwas mit den Händen schaffen, z. B. Stricken, Zeichnen oder Heimwerken.

Wenn Sie kurz darüber nachdenken, was die einseitige Belastung ausmacht, werden Sie auch ein passendes Gegenstück finden. Fragen Sie ansonsten vielleicht auch Freunde oder Familie nach Tipps.

»Ich langweile mich und fühle mich unterfordert. Ich kann einfach nicht zeigen, was ich kann!«

Was Sie brauchen? Sie haben zu wenige positive Herausforderungen! Tun Sie in Ihrer Freizeit etwas Sinnvolles, suchen Sie sich neue Herausforderungen. Suchen Sie sich Bereiche, die Sie noch nicht kennen. Lernen Sie etwas Neues, probieren Sie etwas aus und bringen Sie sich eine ganz neue Fertigkeit bei. Beispiele:

- Neue Sportart ausprobieren
- Ein Instrument oder eine Sprache lernen oder vertiefen
- Engagieren Sie sich in einem Verein oder ehrenamtlich.
- Probieren Sie neue Fertigkeiten, wie beispielsweise Kalligrafie.

»Ich fühle mich erschöpft, müde und bin total kaputt!«

Was Sie brauchen? Ruhe und Zeit, um neue zu Energie tanken! Gönnen Sie sich Auszeiten. Beispiele:

- Vollbad
- Sonnenbad
- Saunabesuch

- Einfach mal nichts tun und dösen
- Körper und Seele baumeln lassen
- Ausreichender und erholsamer Schlaf
- Gesundes und leckeres Essen
- …

Prüfen Sie die gewählte Regenerationsform mit der »inneren Ladeanzeige«

Um zu überprüfen, ob Sie die passende Regenerationsform gewählt haben, hilft Ihnen das Bild vom Smartphone-Akku. Wie sieht es aus mit Ihrer Leistungsfähigkeit? Hat die gewählte Entspannung dazu geführt, dass sich Ihr innerer Akku auflädt? Was sagt Ihre »innere Ladeanzeige«? Manchmal ist es auch ein Erfolg, wenn sich der Akku nicht noch weiter entleert, aber idealerweise sollte die Regenerationszeit dazu genutzt werden, dass sich der »Akku« füllen kann.

Doch wann nehmen Sie sich die Regenerationszeiten? Wann und wie machen Sie eigentlich Pause? Ich möchte diesen Fragen ein weiteres Unterkapitel widmen.

Pausen

Pausen sind ein wichtiger Bestandteil, um effektiv zu arbeiten. Sportler brauchen Regenerationszeiten, um optimale Leistung bringen zu können. Kreative Menschen haben in ihrer Freizeit oft die besten Ideen.

Die Leistungsfähigkeit ist nicht kontinuierlich gleich, sondern nach einiger Zeit werden die Ergebnisse schlechter. Untersuchungen zeigen, dass nach ca. 90 Minuten eine 10- bis 20-minütige Pause eingelegt werden sollte, um die Leistungsfähigkeit optimal auszunutzen.

Dies ist natürlich nur ein statistischer Wert, aber trotzdem kann er als grobe Orientierung hilfreich sein. Je länger ich durcharbeite, umso länger ist die Regenerationszeit, um meine Leistungsfähigkeit wieder voll herstellen zu können. Auch hier hilft die Analogie mit dem Smartphone-Akku: Je niedriger der Akkustand, desto länger dauert es, ihn wieder voll aufzuladen. Daher empfiehlt es sich, häufige kurze Pausen zu machen, den Akku häufiger aufzuladen.

Geschichte vom Waldarbeiter

Dies ist die Geschichte vom Waldarbeiter, der voller Elan mit einer Säge Bäume fällt. Anfänglich kommt er schnell voran. Doch mit der Zeit nimmt seine Leistung ab, was den Mann veranlasst, noch härter zu arbeiten. Doch wie sehr er sich auch anstrengt, sein Tempo nimmt noch mehr ab. Schwitzend und murrend arbeitet er vor sich hin, ohne seinem Ziel wesentlich näher zu kommen.

Da kommt ein Spaziergänger vorbei, und, nachdem er dem Arbeiter einige Zeit zugesehen hat, fragt er ihn: »Guter Mann, wäre es nicht sinnvoller, wenn Sie zuerst die Säge schärfen?«

Darauf antwortet der Arbeiter ärgerlich: »Nein, dafür habe ich nun wirklich keine Zeit. Ich muss sägen, sägen, sägen …«[14]

Wie gestalten Sie Ihre Pausen?

Pausenzeiten sollten Regenerationszeiten sein und den optimalen Ausgleich zu Ihrer Tätigkeit darstellen.

Bedenken Sie: Eine Mittagspause, in der Sie Ihr Butterbrot am Schreibtisch essen und schon mal die E-Mails lesen, die Sie bekommen haben, ist keine Regenerationsphase und damit auch keine Pause!

Viel besser ist es, in der Pause den Arbeitsplatz zu verlassen. Wenn Sie am Schreibtisch sitzen, sollten Sie eine kurze Bewegungseinheit nutzen: zu Fuß zum Bäcker, kurze Streckübungen, den Kollegen fünf Stockwerke tiefer über die Treppe besuchen oder Ähnliches. Wenn Sie viel Kontakt mit Menschen haben, schalten Sie das Telefon aus, machen Sie eine Entspannungsübung oder schließen Sie kurz die Augen.

Dies sind einige Beispiele, aber bedenken Sie: Jeder Mensch braucht etwas anderes, jede Arbeit hat unterschiedliche Herausforderungen und braucht damit unterschiedliche Gegengewichte.

Bitte planen Sie individuell:

Wann machen Sie Pause?

Wie gestalten Sie zukünftig die Pausen, um optimal zu regenerieren?

Bewegung und Ernährung

Wenn es um Regeneration und Ausgleich geht, dürfen Bewegung und Ernährung nicht fehlen. Ich möchte dies verdeutlichen, indem ich gedanklich noch einmal mit Ihnen in die Steinzeit gehe. Bedenken Sie, wie lange das bereits her ist. Die Bedingungen unseres Körpers sind eigentlich für eine andere Umgebung gemacht. In den letzten 100 Jahren, ja, sogar in den letzten 20 Jahren, haben sich die Lebensbedingungen in unserer Welt sehr verändert. Unser Körper ist zwar einerseits sehr anpassungsfähig, gleichzeitig ist er eigentlich für die Begegnungen mit dem Säbelzahntiger »konzipiert«. Das bedeutet: viel Bewegung an der frischen Luft und unverarbeitete Nahrung. Unser Körper ist einfach nicht dafür gemacht, industrialisierte und im Chemielabor gemixte Nahrung zu verarbeiten. Genauso wenig wie stundenlang in einem beengten, schlecht belüfteten und dunklen Raum zu sitzen und auf bunte, leuchtende Bilder zu blicken (ja, ich meine Büroarbeit).

Selbstverständlich kann Ihr Körper das aushalten. Ich bin begeistert, was der Körper alles leistet. Aber es kann sein, dass Sie irgendwann einen Preis für den unpassenden Umgang mit Ihrem Körper zahlen müssen.

Artgerechte Haltung

Stellen Sie sich vor, Sie haben einen wertvollen Rassehund gekauft. Natürlich haben Sie vom Vorbesitzer Informationen darüber bekommen, was für das kostbare Tier wichtig ist und worauf Sie achten müssen. Da Sie für Ihren neuen Begleiter nur das Beste möchten, halten Sie sich an die Ernährungsempfehlungen und bei Wind und Wetter achten Sie auf regelmäßigen Auslauf.
Es ist sehr unwahrscheinlich, dass Sie dem wertvollen Tier ungesundes Essen, zuckerhaltige Getränke oder gar Alkohol geben.
Es ist unwahrscheinlich, dass Sie dem wertvollen Tier keine Ruhezeiten gönnen oder ihm Bewegung verweigern.
Für Sie selbst, den Menschen, gibt es auch Empfehlungen und Ratschläge, was wichtig ist und worauf Sie achten müssen.
Warum ist es unwahrscheinlich, dass genau diese Empfehlungen eingehalten werden?

Gesundes Essverhalten

Es gibt so viel Wissen über gesunde Ernährung, gleichzeitig schafft dieses große Angebot an Ratgebern und Tipps auch Unsicherheiten, denn teilweise widersprechen sich die Empfehlungen. Was ist denn nun richtig oder falsch? Soll ich Fett oder Kohlenhydrate meiden oder beides? Leider ist dies gar nicht einfach zu sagen, jedenfalls, wenn man die Details betrachtet. Trotzdem möchte ich mit ein paar Punkten zum Nachdenken anregen.

- **Genussmittel** wie Nikotin, Koffein und Alkohol haben nachweislich Auswirkungen auf unser Nervensystem. Sie dämpfen, regen an, enthemmen, können süchtig machen. Bedenken Sie das, wenn Sie Kaffee, Zigaretten oder auch das Feierabendbier konsumieren. Aus psychologischer Sicht beziehe ich eine klare Position gegen diese Mittel. Mein privater Umgang ist da doch etwas lockerer. Aber achten Sie trotzdem darauf, dass es wirklich **Genuss**mittel sind – ohne Gewohnheit oder Zwang.
- **Wann und wie viel essen Sie?** In der Mittagspause Currywurst mit Pommes, weil es schnell geht? Oder den ganzen Tag gar nichts? Keine Zeit für eine Pause, und daher wird die Süßigkeiten-Schublade geplündert? Sowohl zu viel als auch zu wenig Essen ist ein Problem. Achten Sie darauf, regelmäßig Mahlzeiten zu sich zu nehmen. Input gleich Output oder »Man ist, was man isst!« Es ist schwierig, leistungsfähig zu sein, wenn Sie nur minderwertiges Essen verschlingen. Wer viel leistet, hat Anspruch auf eine gute Verpflegung!
- **Trinken Sie ausreichend!** Idealerweise Wasser oder ungesüßten Tee. Wenn wir Durst verspüren, ist der Körper eigentlich schon »ausgetrocknet«. Achten Sie auf ausreichende Flüssigkeitsaufnahme, idealerweise 2 bis 3 Liter pro Tag.
- **Emotionales Essen**: Essen hat nicht nur die Funktion, uns mit Nährstoffen zu versorgen. Häufig hilft Essen auch dabei, Emotionen zu regulieren. Essen zur Belohnung, aus Frust, bei Einsamkeit, aus Langeweile. Dass dieses Essverhalten Problematiken birgt, liegt auf der Hand. Achten Sie vielleicht mal darauf, aus welchen Gründen Sie essen und ob es nicht auch andere Möglichkeiten gibt, den aktuellen Gefühlszustand zu kompensieren.

Mehr Bewegung!

Unser Körper ist nicht dafür gemacht, ein Drittel des Tages auf dem Bürostuhl und die übrigen zwei Drittel liegend auf der Couch und im Bett zu verbringen, sondern er braucht Bewegung! Wie könnten Sie mehr Bewegung in Ihren Alltag bringen? Hier einige Anregungen:

- Treppen steigen statt die Rolltreppe oder den Fahrstuhl zu nutzen
- Eine Haltestelle früher aussteigen oder das Auto etwas weiter weg parken und den Rest zu Fuß gehen
- Kollegen besuchen statt eine E-Mail zu schreiben
- Telefonate im Stehen führen
- Verabredungen zum Spaziergang statt zum Cafébesuch
- Das Radio aufdrehen und tanzen
- Zu Fuß einkaufen
- Statt Schreibtischstuhl einen Gymnastikball oder Ähnliches benutzen
- Fahrrad statt Auto fahren
- In der Pause Dehnübungen machen
- Drucker so platzieren, dass man für jeden Ausdruck aufstehen muss
- Während der Lieblingsserie Sportübungen machen
- ….

Sport

Machen Sie regelmäßig Sport? Ja? Super, dann machen Sie schon ganz viel richtig! Nein? Dann hoffe ich sehr, dass ich Sie motivieren kann, das zu ändern. Sport und Bewegung sind die beste Medizin, die es gibt. Ich kenne viele Gegenargumente, zum Beispiel: »Durch Sport kommt es zu Verletzungen.« Oder: »Ich habe keine Zeit!« … Aber eigentlich können wir diese Argumente nicht zählen lassen.

Unser Körper braucht Bewegung. Was Sie machen sollten? Was Ihnen Spaß macht! Vielleicht fangen Sie an zu laufen und kommen auf den Geschmack, finden beim Joggen zu sich und sortieren Ihre Gedanken, verarbeiten den Alltag. Vielleicht brauchen Sie aber auch den Wettbewerb und vergessen alles um sich herum, wenn Sie Ihren Gegner beim Tennis oder Badminton an die Wand spielen. Probieren Sie es aus, es gibt so viele spannende Sportarten!

Speziell beim Thema Stress möchte ich noch einmal auf die ganz am Anfang erwähnten körperlichen Prozesse bei Herausforderungen erinnern. Unser Körper schaltet in Belastungssituationen den Kampf- oder Fluchtmodus ein. Die Körpersysteme bereiten uns auf starke körperliche Betätigungen vor. Hier spielen auch die Stresshormone Kortisol, Adrenalin und Noradrenalin eine Rolle. Wenn Sie sich nach Belastungen bewegen, ist es deutlich einfacher, genau diese Hormone wieder abzubauen. Die innere Anspannung, die sich gebildet hat, wird »abgearbeitet«. Unser Körpersystem kann sich auch anders regulieren, aber wir machen es ihm ohne Bewegung deutlich schwieriger.

Gerade für Sportmuffel, -anfänger oder -wiedereinsteiger habe ich noch einen Hinweis: Ja, es wird immer gesagt, dass Sport dem Menschen guttut, manche Jogger sprechen von Glücks- und Hochgefühlen nach dem Sport. Dies gilt aber leider nicht, wenn man sehr lange keinen Sport gemacht hat. Dann sind nämlich die ersten, kurzfristigen Effekte tatsächlich negativ. Erschöpfung, eventuell die Feststellung, dass die eigenen Grenzen zu schnell erreicht werden, böser Muskelkater. Kurz- und vielleicht auch mittelfristig ist der Einstieg zum Sport häufig sehr negativ und macht wirklich keinen Spaß, ist unter Umständen ein weiterer Belastungsfaktor. Leider müssen Sie aber an dieser Stelle durchhalten. Und: es langsam angehen lassen und sich nach und nach steigern. Langfristig werden Sie auf jeden Fall vom Sport profitieren!

5. Stresskompetenz
Zeitmanagement

Beim Thema Stress geht es oft um mangelnde Zeit. Manche Menschen wünschen sich, dass der Tag mehr Stunden hat oder die Woche zwei bis drei Tage länger dauert. Aber würde das die Probleme lösen?

Keine Zeit zu haben, ist ein Phänomen, was in unserer Gesellschaft immer wieder auftaucht. Aber vielleicht sollte es eher darum gehen, ob Sie sich »Zeit nehmen« können. Denn Zeit haben wir doch alle gleich viel. Es ist nur eine Frage, ob bereits verplant ist, wofür Sie Ihre Zeit einsetzen möchten, und wie effizient Sie dabei sind.

Alles andere ist Sand

Ein weiser Mann zeigte seinen Schülern ein Experiment, das sie in ihrem Leben niemals vergessen würden. Er nahm einen großen Glasbehälter und stellte ihn vor sich auf den Tisch. Anschließend füllte er ihn bis zum Rand mit großen Kieselsteinen und fragte laut: »Bitte sagt mir, ist der Behälter voll?«
»Ja«, antworteten seine Schüler einstimmig.
Daraufhin holte der Weise einen kleineren, mit Kies gefüllten Becher hervor. Er verteilte den Kies über die Steine und rüttelte so lange am Behälter, bis sich der Kies vollständig zwischen den Steinen verteilt hatte. Anschließend sagte er: »Offenbar war er es nicht, aber bitte sagt, ist der Behälter jetzt voll?«
»Ja«, antworteten einige der Schüler, »wahrscheinlich nicht«, antworten andere, die eine Ahnung zu haben glaubten, worauf ihr Lehrer hinauswollte.
Daraufhin holte der Mann einen Becher mit Sand hervor. Er streu-

te den Sand hinein, der sich vollständig in den Räumen zwischen Steinen und Kies verteilte. Anschließend fragte er wieder: »Offenbar war er es nicht, aber bitte sagt, ist der Behälter jetzt voll?«

»Nein«, antworten seine Schüler einstimmig.

Daraufhin holte der Weise einen Krug hervor und füllte den Behälter bis an den Rand mit Wasser.

Dann warf er einen Blick auf die aufmerksamen, selbstbewussten Gesichter seiner Schüler und fragte: »Was meint ihr, was soll euch das Experiment zeigen?«

Ein Schüler antwortete: »Egal, wie viele Aufgaben wir uns auch immer vornehmen, wenn wir wollen, bekommen wir noch immer Termine oder Dinge dazwischen.«

»Nein«, antwortete der weise Mann mit ernstem Gesicht, »genau darum geht es nicht. Das Wasser repräsentiert die unwichtigen Dinge, die ihr zu eurer Zerstreuung tut. Der Sand repräsentiert die kleinen Aufgaben und Dinge des Alltags wie Einkaufen, Hausarbeit oder den Fernseher; der Kies die großen Aufgaben und Dinge wie zur Arbeit gehen, das Auto, das Haus. Die Kieselsteine repräsentieren die Dinge, die wirklich wichtig sind in eurem Leben: Eure Träume, eure großen Ziele. Das sind für jeden von euch andere Dinge. Vielleicht eure Familie oder euer Traum, die Welt zu bereisen? Etwas mit guten Freunden unternehmen oder Zeit für sich haben? Ganz sicher geistige und körperliche Gesundheit.« Es folgte ein Moment der Stille. Er trat einen Schritt vor und sagte dann: »Wenn ihr die großen Steine nicht als Erstes in den Behälter füllt, werden später niemals alle hineinpassen. Was das Experiment euch zeigen soll, ist etwas, was ihr niemals vergessen dürft: Achtet stets auf die wirklich wichtigen Dinge und kümmert euch darum zuerst. Setzt Prioritäten und kümmert euch um eure Träume. Der Rest ist nur Sand.«[15]

Prioritäten setzen

Ich kenne diese Geschichte in unterschiedlichen Versionen und erzähle sie gerne weiter, wenn es um Zeit und Prioritäten setzen geht. Nehmen Sie sich doch auch einen Moment Zeit, um über Ihre großen Steine nachzudenken.

Was sind die »großen Steine« in Ihrem Leben?

Aufgaben planen

Wie strukturieren Sie Ihre Aufgaben? Schreiben Sie Listen? Ich sehe immer wieder, dass Menschen einfach anfangen. Dabei wird oft unterschätzt, wie hilfreich eine Aufgabenplanung sein kann. Sie bringt mehr Zeit und erspart doppelte Arbeit. Sie können durch die Planung besser »bei der Sache« sein und entlasten somit Ihr Gehirn. Nach getaner Arbeit können Sie besser abschalten. Außerdem ermöglicht sie, eigene Erfolge besser sichtbar zu machen. Denken Sie an die Sand-Geschichte – Zeitplanung soll nicht dabei helfen, noch mehr Aufgaben an einem Tag zu schaffen, sondern sie soll helfen, die wichtigen Steine in den Krug zu füllen, und außerdem Zeiträume für Regeneration und Ausgleich schaffen.

Bevor Sie beginnen, schreiben Sie auf, was zu tun ist. Eine schriftliche Planung entlastet Ihr Gedächtnis, und durch die Visualisierung ist sie besser verankert. Schauen Sie, welche Zeitplanung zu Ihnen passt und wo Sie Prioritäten setzen. Das können To-do-Listen sein, es kann aber auch ein komplexes Zeitplanbuch sein (Terminkalender, Aufgabenliste, Wiedervorlagelisten, ...). Schauen Sie, welche technischen Systeme Sie dabei unterstützen können.

Beachten Sie Ihre eigene Leistungskurve

In Zeiten, in denen Sie besonders leistungsfähig sind, sollten Sie komplexere Tätigkeiten einplanen. Das kann bedeuten, dass Sie morgens mit der kniffligsten Aufgabe beginnen, für jemand anderes kann es hilfreicher sein, die schwierigen Aufgaben erst am Nachmittag zu erledigen und am Vormittag Routinetätigkeiten abzuarbeiten. Es ist völlig normal, dass Sie zu bestimmten Zeiten weniger produktiv sind als in anderen Zeiträumen. Hilfreich ist, wenn Sie dies in Ihren Plänen berücksichtigen. Vielleicht gehört dazu auch, dass Sie etwas experimentieren oder zu Beginn einer neuen Aufgabe erst mal in sich hineinhören, um zu spüren, wie Ihre Leistungskurve gerade aussieht.

Noch ein paar Tipps für die Planung

Wenn Sie einen konkreten Zeitplan aufgestellt haben, passiert oft etwas Unvorhergesehenes. Planen Sie daher immer auch Pufferzeiten ein. Diese sollten großzügig bemessen sein. Und falls dann doch nichts Überraschendes passiert, können Sie ja immer noch einen Punkt der To-do-Liste abarbeiten.

Über die Wichtigkeit von Pausen habe ich bereits geschrieben. Trotzdem möchte ich auch hier noch einmal betonen, wie wichtig es ist, Pausen in den Zeitplan einzuplanen! Vielleicht nutzen Sie die Planung auch, um zu notieren, was Sie in der Pause machen.

Sie sollten Ihren Zeitbedarf realistisch einschätzen. Das bedeutet, dass Sie sich einerseits genügend Zeit einplanen, um nicht in Hektik oder Zeitnot zu geraten. Andererseits kann ein zeitliches Limit auch helfen, den inneren Antreiber »Sei perfekt« im Zaum zu halten.

Und wenn Sie Ihre Aufgaben alle erledigt haben? Belohnen Sie sich, schauen Sie noch mal mit Stolz oder auch Dankbarkeit auf Ihr

Tageswerk und klopfen Sie sich symbolisch auch mal auf die eigene Schulter, wenn es gut gelaufen ist.

Das Eisenhower-Prinzip

Pläne sind nichts, Planung ist alles! Es geht nicht darum, Pläne exakt einzuhalten! Außerdem ist es gerade zu Beginn schwierig einzuschätzen, wie viel Zeit für eine bestimmte Aufgabe benötigt wird. Davon können nicht nur Projektmanager und Eltern ein Lied singen.

Die Umsetzung einer Aufgabe ist oft nicht nur vom eigenen Einsatz abhängig, sondern unterschiedliche Faktoren können eine Rolle spielen. Es ist in Ordnung, wenn ein Plan umgeschmissen, verworfen, angepasst oder komplett neu gemacht werden muss. Die Planung hilft, Aufgaben zu strukturieren, und vereinfacht das Abarbeiten. Gleichzeitig ermöglicht es, dass Aufgaben kategorisiert und priorisiert werden können. Eine hilfreiche Möglichkeit, Aufgaben in Kategorien einzuteilen und damit eine Ordnung zu finden, ist das Eisenhower-Prinzip. Das Prinzip verdankt seinen Namen

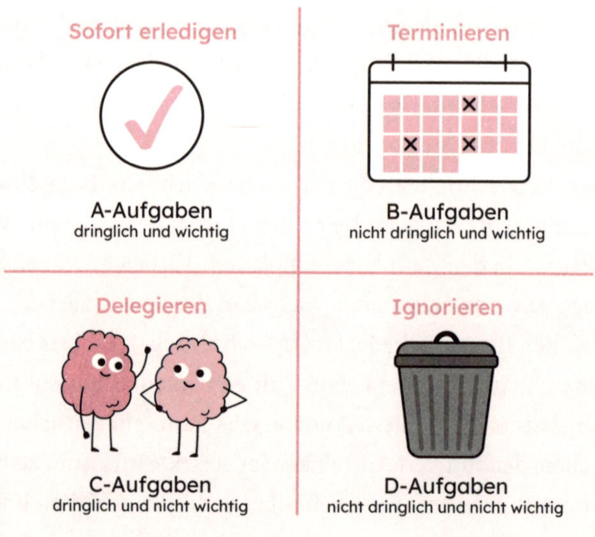

dem amerikanischen Präsidenten Dwight D. Eisenhower. Wobei unklar ist, ob er dieses Schema tatsächlich persönlich angewendet hat. Die Aufgaben, die zu erledigen sind, werden nach Wichtigkeit und Dringlichkeit unterteilt. Dadurch ergibt sich ein Schema mit vier Quadranten:

D-Aufgaben sollten nicht erledigt werden – vielleicht gehören sie auch in den Papierkorb. Streichen Sie solche Aufgaben auch von Ihrer To-do-Liste. Sie können ein unnötiges schlechtes Gewissen hervorrufen und bremsen Ihre Energien aus.

Aufgaben aus der Kategorie A (wichtig und dringend) sollten Sie sofort erledigen. Hiermit beginnen Sie, diese Aufgaben haben die höchste Priorität. Falls zu viele Aufgaben in dieser Kategorie landen, treffen Sie noch mal Unterkategorien (Wichtigkeit 1–10, Dringlichkeit 1–10).

C-Aufgaben sollten Sie nach Möglichkeit delegieren. Das ist sicherlich abhängig von Ihrer persönlichen Situation, ob es überhaupt möglich ist, Aufgaben zu delegieren. Aber prüfen Sie trotzdem, ob Sie hier wirklich Ihre Möglichkeiten ausschöpfen. Können Sie um Hilfe bitten? Leiten Sie Mitarbeiter an, Ihre Aufgaben zu übernehmen? Beteiligen sich Ihre Familienmitglieder an Haushaltsaufgaben?

B-Aufgaben sollten klar terminiert werden. Wann richte ich mir Zeit für diese Aufgaben ein? Hilfreich können dafür z. B. Wiedervorlagelisten oder auch feste Zeitfenster sein. In diese Kategorie fallen aber auch Telefonate, E-Mails, Berichte oder Besprechungen.

Zeitdiebe erkennen

Achten Sie auf Ihre Zeit! »Ich habe keine Zeit«, diesen Satz kennen wir alle. Aber mal ganz ehrlich – wir haben alle gleich viel Zeit zur Verfügung: 24 Stunden, sieben Tage die Woche. Zeit ist ein sehr spannendes Konstrukt. Unsere Empfindung für Zeit ist nämlich sehr unterschiedlich. Es gibt Minuten, die unglaublich schnell vorbeisausen. Andere Minuten ziehen sich wie Kaugummi. Unsere Zeit ist sehr unterschiedlich verplant oder gefüllt. In diesem Abschnitt möchte ich Ihnen helfen, mögliche Zeitfresser zu identifizieren. Woran liegt es, dass Sie den Eindruck haben, keine Zeit zu haben?

Welche äußeren Einflüsse können Ihre Zeit stehlen?

- Fernsehen oder Streaming-Dienste, die rund um die Uhr das perfekte Programm anbieten (rechnen Sie mal die wöchentliche Fernsehzeit zusammen. Mit der Zeit könnte man ganz schön viel anfangen …).
- Facebook, Instagram & Co., Push-Nachrichten: Nur mal kurz schauen – und schon ist eine halbe Stunde um.
- Lange und unnötige Besprechungen (fehlende Regularien führen zu wahren Sitzungsmarathons).
- Sie erfahren erst im Nachhinein, was der Kunde genau wollte? Schlechte oder fehlende Infos führen dazu, dass manche Entwürfe im Papierkorb landen.
- Reports ausfüllen, Dokumentationen schreiben, Qualitätshandbücher … Welcher Papierkram ist wirklich notwendig, was ist überflüssig?
- Wie viele E-Mails bekommen Sie am Tag? Dies kann sowohl beruflich als auch privat zu einer Überflutung führen. Brauchen Sie die vielen Newsletter wirklich? Wie gut ist Ihr Spamfilter eingestellt?
- Lange Arbeitswege – dies ist in der heutigen Zeit leider keine Seltenheit. Staus oder Zugverspätungen können das Problem verstärken.
- Schlange stehen, beispielsweise in der Kantine oder zu Stoßzeiten im Supermarkt.

Welche Einstellungen und Verhaltensweisen können Ihre Zeit stehlen?

- Keine Entscheidung ist manchmal auch eine Entscheidung. Wenn Sie wichtige Entscheidungen vor sich herschieben (eventuell ist das auch ein Prioritätenproblem), verzögern sich Dinge und Zeit geht verloren. Und auch der Entscheidungsprozess kann unnötig Ressourcen verbrauchen.
- Der innere Antreiber »Sei perfekt«: Der Wunsch nach Perfektion kann Zeit und Kraft kosten.
- Multitasking: Durch das gleichzeitige Abarbeiten mehrerer Aufgaben benötigt jede Einzelaufgabe häufig viel mehr Zeit, sodass Sie statt schneller eher langsamer arbeiten, sich gleichzeitig aber gehetzt fühlen.
- Ungeliebte, unangenehme Aufgaben beiseitezuschieben, macht vielleicht heute den Tag angenehmer. Leider belastet es und führt häufig zu Stress oder Verzögerungen.
- Müssen Sie die Aufgabe wirklich erledigen? Menschen, die nicht delegieren können, zu sehr für andere da sein wollen (eventuell auch ein zu stark ausgeprägter Wunsch nach Anerkennung) oder Menschen, die nicht Nein sagen können, müssen Aufgaben erledigen, die die Zeit stehlen.
- Und schon wieder hat Sie etwas abgelenkt? Für unvorhergesehene Ablenkung ist es gut, eine Lösung zu haben.
- Unordnung und Chaos kosten fast immer Zeit. Aber auch eine übertriebene Ordnung kostet Zeit. Dies ist der Fall, wenn Sie mehr Zeit mit Sortieren und Aufräumen verbringen als mit der eigentlichen Arbeit.

Welche Planungsfehler können Ihre Zeit stehlen?

- Der größte Planungsfehler ist, keinen Plan zu haben!
- Was ist eigentlich gerade wichtig? Wenn keine Prioritäten gesetzt werden, geht Zeit mit unwichtigen Aufgaben verloren. Dies gilt auch, wenn Prioritäten falsch gesetzt werden.

- Schwierig ist es, wenn Sie sich nicht an Ihren Plan halten mögen und bereits den Anfang hinauszögern.
- Denken Sie an Ihre Leistungsfähigkeit und -bereitschaft. Wenn Sie auf Pausen verzichten oder zu lange Arbeitszeiten einplanen, sinkt die Effektivität.
- Lauter nicht abgeschlossene Projekte machen es erforderlich, dass die Aufgabe mehrfach in die Hand genommen werden muss. Jede »neue Einarbeitung« kostet eventuell viel Zeit.
- Hierzu gehört auch ein rascher oder zu häufiger Wechsel zwischen unterschiedlichen Aufgaben(bereichen), was jedes Mal Zeit kosten kann.
- Zeitpläne, die zu eng getaktet sind, funktionieren meistens nicht. Planen Sie auch das Ungeplante, das Unvorhergesehene ein. Es trifft oft ein. Nutzen Sie Puffer!

Und jetzt sind Sie dran. Schnappen Sie sich Ihre Zeitdiebe!

Was sind Ihre größten Zeitfresser?

____

____

____

Wie können Sie in Zukunft Zeitdiebe vermeiden?

____

____

____

Zeitdiebe werden sich schon dann verändern, wenn Sie sie bemerken und darauf achten, sie zu vermeiden oder ihnen aus dem Weg zu gehen. Sicherlich braucht jeder Zeitdieb auch eine individuelle Lösung, wie man diesen Störfaktor auslöscht oder zumindest verringert.

Trotzdem möchte ich Ihnen noch ein paar Anregungen geben, wie Sie dieses Ziel erreichen können.

PROBIER MAL AUS!

Ideen für den besseren Umgang mit Zeitdieben

1. Fernsehfreie Abende vereinbaren.
2. Digital Detox! Digitale Entgiftung ist die Übersetzung. Entscheiden Sie selbst, was das inhaltlich für Sie bedeutet: Ab 17 Uhr wird das Smartphone ausgeschaltet, am Wochenende wird das Internet nicht genutzt oder melden Sie sich konsequent mal 2 Stunden aus dem WLAN ab.
3. Unnötige Newsletter abbestellen.
4. Vermeiden Sie Geschäfts- und Dienstreisen. Vielleicht ist eine Videokonferenz effektiver?
5. Nutzen Sie Ihre Arbeitswege und versuchen Sie, Fahrtzeiten angenehm zu gestalten (z. B. Hörbücher, schöne Musik, Ruhebereich im Zug reservieren, das Fahrrad nutzen, um bereits eine Sporteinheit zu machen …).
6. Sorgen Sie für Zeiten, in denen Sie konzentriert und ungestört arbeiten können (Schalten Sie Ihr Handy aus, führen Sie feste Sprechzeiten ein, nutzen Sie ein »Bitte nicht stören«-Schild, Anrufweiterleitung …).
7. Trainieren Sie den Umgang mit anderen Menschen: Sagen Sie häufiger »nein«, »später« oder »Macht das ohne mich«! Üben Sie, Aufgaben zu delegieren. Bitten Sie häufiger und rechtzeitig um Hilfe.

8. Treffen Sie Regelungen, um Teamsitzungen und Besprechungen gut zu gestalten.

- Agenda gut vorbereiten
- Zeitliche Limits für Besprechungen vereinbaren und einhalten
- Überprüfen Sie: Ist die Anwesenheit von Herrn Schulte/von mir wirklich notwendig und hilfreich?
- Schreiben Sie Ergebnisprotokolle und treffen Sie verbindliche Vereinbarungen.

Ich kann meine Zeit nur einmal leben

Stellen Sie sich vor, Ihr Tag wäre ein Kuchen. Dies ist die Zeit, die Sie an diesem Tag zur Verfügung haben.

Letztendlich können Sie sich immer entscheiden, wem Sie welches Kuchenstück geben und wie groß das Kuchenstück sein soll. Aber am Ende des Tages ist der Kuchen aufgegessen. Es kann sein, dass an dem einen Tag für Sie selbst nur noch Krümel übrig bleiben. Sicherlich, das können Sie verkraften. Wenn Sie aber von Ihrem eigenen Kuchen immer nur maximal die Krümel abbekommen, werden Sie irgendwann »verhungern«. Überlegen Sie also gut, wie und wofür Sie Ihre Zeit einsetzen wollen.

Krisen-kompetenzen

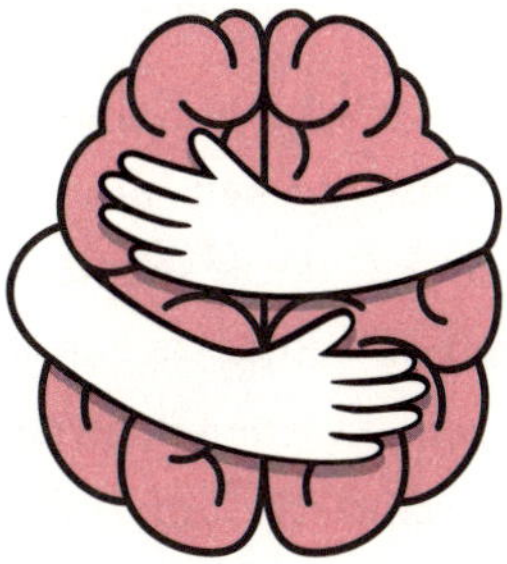

Sicher durch unsichere Zeiten

1. Krisenkompetenz
Die Krise verstehen

Wir alle kommen im Laufe unseres Lebens immer wieder in Situationen, die uns vor Herausforderungen stellen und an unsere Grenzen bringen können. Manchmal sind es kleine Schwierigkeiten, die schnell zu überwinden sind. Aber manchmal sind es größere Herausforderungen, die aus der Bahn werfen und der betroffenen Person das Gefühl geben, die Kontrolle über das Leben zu verlieren. In solchen Momenten sprechen wir von Krisen.

Wenn Sie in einer Krise stecken, möchte ich wahrscheinlich nicht mit Ihnen tauschen. Es tut mir sehr leid, dass Sie das, was gerade passiert, erleben müssen. Bitte suchen Sie sich Hilfe und Unterstützung, um mit Ihren aktuellen Schwierigkeiten umgehen zu können. Sicherlich ist es schwierig, am Ende des Tunnels ein Licht zu erahnen, vielleicht würde es mir auch sehr schwerfallen, es zu finden oder zu sehen. Trotzdem möchte ich Ihnen ein paar Tipps und Ideen geben, die Ihnen in kleinen Schritten helfen können, Ihre Krise zu bewältigen, oder Ihnen Ideen und Anregungen geben, was Ihnen helfen könnte. Ich wünsche Ihnen, dass Sie möglichst schnell die Krise bewältigen können und wieder nach vorne schauen können.

Was ist überhaupt eine Krise?

Eine Krise ist eine akute und herausfordernde Situation, die eine Person oder Gruppe von Personen mit unvorhergesehenen und stressigen Umständen konfrontiert. Eine Krise stellt also das Leben auf den Kopf, schüttelt es vielleicht sogar noch einmal kräftig durch und die vertrauten Gegebenheiten des Lebens verändern sich komplett beziehungsweise sind nicht mehr da.

Ursprünglich stammt das Wort »Krise« aus dem Griechischen. Es leitet sich von dem Substantiv »krisis« ab, was »Entscheidung, entscheidende Wendung« bedeutet. Daraus ist das Verb »krinein« abgeleitet, was »trennen«, »unterscheiden« oder »entscheiden« heißt. Im antiken Griechenland wurde das Wort hauptsächlich in juristischen und politischen Kontexten verwendet, um einen Moment der Entscheidung oder Trennung zu beschreiben, beispielsweise bei Gerichtsverhandlungen oder politischen Debatten. Auch heute bezieht sich der Begriff Krise auf einen Wendepunkt oder einen kritischen Moment, der allerdings oft mit Stress, Unsicherheit und Konflikten verbunden ist.

Krisen können somit als Wendepunkte verstanden werden. Häufig zeigt sich im Nachhinein, dass Menschen gerade durch die besonderen Herausforderungen einer Krise wachsen und sich neue Sichtweisen und Möglichkeiten für sie eröffnen können. Ob dieses Wissen hilfreich ist, wenn Sie gerade mitten in der Krise stecken, bezweifele ich, aber es kann Ihnen helfen, auf eine bessere Zukunft zu hoffen.

Krisen sind unterschiedlich – Reaktionen darauf auch

Eine Krise kann viele Gesichter haben und viele Faktoren können eine Krise auslösen: Naturkatastrophen, Kriege, Terroranschläge. Es gibt Krisen, die eine kleinere oder größere Gruppe von Menschen betreffen. Und es gibt Krisen, wie beispielsweise eine schwere Erkrankung oder ein persönlicher Verlust, die eine einzelne Person oder eine Familie berühren.

Krisen können plötzlich auftreten, wie ein Blitzschlag, der ins Leben einschlägt. Es kann aber auch ein schleichender Prozess sein und die Krise baut sich langsam, vielleicht stetig auf.

Krisen gehen oft einher mit starken Gefühlen wie Angst, Trauer, Verwirrung, Panik oder Wut. Die betroffenen Personen sind mit unvorhergesehenen Herausforderungen konfrontiert und sollten idealerweise schnell und angemessen reagieren. Gar nicht so einfach. Es fehlen Ideen, Möglichkeiten oder Fähigkeiten, um notwendige Handlungen ausführen zu können. Der Körper reagiert meist mit typischen Stresssymptomen, die individuell sehr unterschiedlich sein können.

Eine Krise, an die Sie sich wahrscheinlich noch gut erinnern, ist die Coronapandemie und der damit einhergehende Lockdown. Von heute auf morgen war das Leben auf den Kopf gestellt. Die Auswirkungen, die diese Krise auf jeden Einzelnen hatte, waren individuell sehr verschieden. In meine Praxis kamen Menschen, häufig über die bis dahin ungewohnte Online-Sprechstunde, die plötzlich mit starker Einsamkeit kämpfen mussten, andere mit der häuslichen Enge und den daraus sich ergebenden Konflikten. Für andere ging es um die berufliche und finanzielle Existenz – von heute auf morgen waren die Auftragsbücher leer. Manche mussten mit dem Verlust von Angehörigen fertigwerden, andere waren in starker Sorge um die gesundheitlichen Auswirkungen der Erkrankung. Plötzlich galten neue Regeln, und Toilettenpapier und Nudeln waren Kostbarkeiten.

Nora und Martin – zwei Fallbeispiele aus der Coronakrise

Ich möchte Ihnen Nora und Martin vorstellen, zwei fiktive Personen, die uns das Krisenerleben beispielhaft verdeutlichen werden.

Nora, 38 Jahre, ist vor der Coronakrise eine viel beschäftigte Managerin in einem großen Unternehmen. Sie führte ein stressiges Berufsleben und hatte wenig Zeit.

Martin, 46 Jahre, arbeitete vor der Coronakrise in der Gastronomie. Er ist Single, ging gerne tanzen und machte viel Sport.

Noras Krisensituation Als die Pandemie begann, wurde Nora in den Lockdown geschickt. Sie fühlte sich unsicher und unwohl in der neuen Situation, da sie es nicht gewohnt war, so viel Zeit zu Hause zu verbringen. Sie war sehr gereizt und es kam zu Konflikten mit ihrem Ehemann. Es fiel ihr sehr schwer, sich am Esstisch auf ihre Arbeit zu konzentrieren. Als Managerin wusste sie, dass die Auftragslage der Firma sich drastisch verändert hatte. Wenn sie nicht kurzfristig neue Einnahmequellen für ihre Firma finden würde, müsste sie Entlassungsgespräche führen. Ihr aktuelles Projekt wurde eingestampft, was sie wütend und ärgerlich machte.

Martins Krisensituation Martin verlor seinen Job in der Gastronomie und stand vor großen finanziellen Herausforderungen. Er fühlte sich überwältigt und ängstlich angesichts der Unsicherheit, wie er seine Miete bezahlen sollte. Die Krise belastete ihn stark und führte zu Angstzuständen und massiven Schlafstörungen. Da er nicht mehr zum Sport gehen konnte, war er sehr unruhig, und weil er beim Sport und beim Tanzen die meisten seiner Freunde traf, fühlte er sich nun einsam und oft wie eingesperrt.

Eine sehr häufige Reaktion auf eine Krise ist das Gefühl von Hilflosigkeit oder Ohnmacht. Dies sind sehr gefährliche Gefühle für die Seele, denn sie verstärken Ängste und depressive Symptome. Fokussieren Sie daher Ihren eigenen Handlungsspielraum, selbst wenn er noch so winzig ist oder erscheinen mag. »Ich kann zwar im Moment nichts tun, aber ich konzentriere mich erst mal darauf, ruhig zu atmen: einatmen – ausatmen.«

Kritische Lebensereignisse

Die Forschung hat einige typische Lebensereignisse identifiziert, die krisenhaft sein können. Dazu gehören Verlust des Arbeitsplatzes, Trennung/Scheidung, Tod von Partner oder Kind, schwere eigene Erkrankung oder ein Unfall von einem nahestehenden Familienmitglied und lebensbedrohende Ereignisse.

Es können aber auch eigentlich positive Ereignisse zu einer Krise führen. Hierzu gehört die Geburt eines Kindes, Heirat oder das Eingehen einer stabilen Beziehung (Hochzeit, erste gemeinsame

Wohnung …), Beförderungen, Schul- oder Ausbildungsabschlüsse. Diese Ereignisse können im Lebensverlauf potenziell zu einer krisenhaften Entwicklung führen.

Das Gemeinsame an all diesen – negativen wie positiven – Auslösern ist, dass eine neue Situation eintritt, die zu größeren oder kleineren Veränderungen im Leben führt. Krisen werden vor allem dann ausgelöst, wenn neue Herausforderungen, neue Kompetenzen notwendig sind, um mit einer Situation umgehen zu können. Auch bei positiven Ereignissen ist es notwendig, Anpassungsstrategien zu entwickeln. Sollte dies nicht gut gelingen, kann auch dies zu einer Krise führen.

2. Krisenkompetenz
Unterstützung bei krisenhaften Großereignissen

Seit den 1980er-Jahren gibt es ein eigenständiges Feld in der Psychologie, die Notfallpsychologie. Diese beschäftigt sich mit der psychologischen Unterstützung von Menschen, die von schweren Ereignissen wie Katastrophen, Notfällen oder krisenhaften Großereignissen betroffen sind, und der Entwicklung von Maßnahmen, um ihnen in dieser schwierigen Zeit zu helfen. Die Notfallpsychologie war eine Reaktion auf die zunehmende Erkenntnis, dass beispielsweise bei Naturkatastrophen, Terroranschlägen oder Unfällen nicht nur medizinische, sondern auch psychologische Hilfe zu gewährleisten ist. Es wird mittlerweile als selbstverständlich erachtet, dass beide Formen der Unterstützung notwendigerweise zur Verfügung stehen. Natürlich steht die körperliche Versorgung immer an erster Stelle.

Fünf Kernelemente der Psychologischen Ersten Hilfe

Es gibt unterschiedliche Berufsgruppen, die speziell eine Schulung als Psychologische Ersthelfer bekommen. Dazu gehören Psychologen, Sozialarbeiter, Seelsorger, aber auch Sanitäter und Ärzte. Bestimmte Organisationen können speziell geschulte Fachkräfte für die Psychologische Erste Hilfe haben. Ich möchte Ihnen dieses Konzept vorstellen, da es gut wissenschaftlich untersucht ist und vielleicht auch in Ihrer Krise ein kleiner Leitfaden sein kann.

1. Sicherheit und körperliches Wohl fördern

Ausgehend von einer akuten Gefährdungssituation ist das erste Ziel, die momentane und zukünftige Sicherheit zu fördern und für körperliches und psychisches Wohl zu sorgen. Dies kann bedeuten, die Betroffenen tatsächlich an einen sicheren Ort zu bringen oder gefährliche Gegenstände zu entfernen. Für das körperliche Wohl können eine Decke, Getränke oder auch Nahrungsmittel notwendig sein. In der Kommunikation sollte der Fokus auf Sicherheit und Bewältigung gelenkt werden. »Sie sind hier in Sicherheit, die Feuerwehr dämmt das Feuer ein.«

Tipp für Ihre persönliche Krise: Was ist gerade der größte Schmerz, die größte Gefahr? Wie können Sie für Ihre Sicherheit, für Ihr körperliches Wohl sorgen?

2. Stabilisieren, wenn nötig

Ziel ist es, Personen zu beruhigen und ihnen zu helfen, sich zurechtzufinden. Das bedeutet, dass Probleme schon am Einsatzort aktiv angegangen werden sollten. Informationen über Angehörige und Freunde sollten direkt weitergegeben werden. Auch wenn die Informationen noch unklar sind, ist es hilfreich, den aktuellen Stand direkt an die Betroffenen weiterzugeben. »Ihre Freundin wird gerade von einem Notfallsanitäter versorgt, der sich um sie kümmert. Sobald ich mehr Informationen habe, werde ich Sie informieren.« Es ist wichtig, betroffenen Personen zu helfen, die Emotionen zu regulieren und sich zu beruhigen. Dies hilft, ihre Fähigkeit zu erhöhen, Klarheit zu erlangen und Entscheidungen zu treffen.

Tipp für Ihre persönliche Krise: Was können Sie tun, um sich selbst zu stabilisieren? Atmen Sie ein paarmal tief durch, oder finden Sie eine andere Möglichkeit, ein kleines bisschen innere Ruhe zu finden. Versuchen Sie, Ihre Gedanken zu sortieren, vielleicht kann Ihnen Zettel und Stift oder ein Gespräch mit einer vertrauten Person dabei helfen.

3. Unterstützung anbieten

Es muss genau beobachtet werden, welche unmittelbaren Bedürfnisse und Sorgen gerade da sind. Betroffene brauchen häufig emotionale Unterstützung, Information und praktische Hilfe. Die Aufgabe des Ersthelfers liegt darin, diese Bedürfnisse so gut wie möglich zu erfüllen oder die betroffenen Personen zu unterstützen. Eine Decke, ein Telefon, all das kann bereits unterstützend wirken.

Tipp für Ihre persönliche Krise: Sie sollten nicht allein sein, suchen Sie sich Unterstützung im Freundes- oder Familienkreis. Nutzen Sie Hilfsangebote und Anlaufstellen, die Ihnen bei Ihrem Problem helfen können. Schauen Sie im Internet, ob es Beratungsstellen, Notfallnummern oder Experten gibt.

4. Kontrolle und Selbsthilfe fördern

Ohnmachtsgefühle, Hilflosigkeit oder auch das Gefühl, einer Situation ausgeliefert zu sein, sind sehr gefährliche Gefühle für die Psyche, denn sie fördern wie gesagt Ängste und Depressivität. Daher ist es wichtig, die Kontrolle der Betroffenen zu stärken. Es sollte nichts über ihren Kopf hinweg entschieden werden, sondern Betroffene sollten in Entscheidungen eingebunden werden. Dafür können Ressourcen und Stärken von nichtbetroffenen Personen genutzt werden. Auch Kinder oder Jugendliche können altersangemessene Aufgaben übernehmen. (»Kannst du mir mal ein Glas Wasser für deinen Onkel einschenken?«). Es ist wichtig, (kleine) Möglichkeiten zur Selbsthilfe aufzuzeigen.

Tipp für Ihre persönliche Krise: Nutzen Sie Ihren Handlungsspielraum, auch wenn er klein ist. Überlegen Sie genau, welche Einflussmöglichkeiten Sie haben. Es geht immer weiter, geben Sie nicht auf!

5. Kontakt und Anbindung zu anderen Personen fördern

Soziale Unterstützung und das Gefühl von Zugehörigkeit zu einer Gruppe sind hilfreiche Faktoren in der Bewältigung. Stellen

Sie Kontakt zu nahestehenden Personen her (»Möchtest du deine Mutter anrufen?«) Helfen Sie dabei, dass kurz- oder langfristig ein Kontakt zu anderen Personen und Institutionen hergestellt werden kann. Dazu gehören Familienmitglieder, Freunde, aber auch regionale Organisationen oder Vereine, die Hilfestellungen anbieten.

Tipp für Ihre persönliche Krise: Suchen Sie Menschen, die vielleicht Ähnliches erlebt haben. Selbsthilfegruppen oder auch der virtuelle Austausch in Facebook-Gruppen oder anderen kann durchaus hilfreich sein.

An das Nachher denken!

Durch die Forschung zeigte sich, dass es nicht nur wichtig ist, direkt in der Situation Hilfestellungen anzubieten. Wie können Menschen nach dem Ereignis weiter begleitet werden? Die Coronapandemie tritt zum Glück immer weiter in den Hintergrund, trotzdem sind psychische, soziale und wirtschaftliche Folgen langfristig spürbar. Es gibt weiterhin Menschen, die mit gesundheitlichen Einschränkungen, sozialer Isolation oder finanziellen Belastungen kämpfen. Hier ist es wünschenswert, wenn es weiterhin Hilfsangebote und Anlaufstellen gibt. Häufig bestehen die Probleme nicht nur in der akuten Situation, sondern auch danach. Ich stelle mir das so vor, als würde ein Motorboot durch einen See jagen – die Wellen bringen alles durcheinander. Aber die Wellen und der Aufruhr können auch dann noch bestehen, wenn das Motorboot schon längst wieder verschwunden ist. Personen, die zunächst die schwierige Situation bewältigt haben, können trotzdem danach mit Schwierigkeiten und Herausforderungen kämpfen. Ersthelfer informieren daher über weiterführende Anlaufstellen und fördern Anbindungen an soziale Netzwerke.

3. Krisenkompetenz
Die Krise bewältigen

Bei einer Krise geht es auch darum, diese langfristig angemessen zu bewältigen und zu bearbeiten. Eine Krise stellt das Leben auf den Kopf. Wie bei einer Schneekugel, die umgedreht wird. Alles wird einmal chaotisch durcheinandergewirbelt, danach ist alles auf der Suche nach einem neuen, guten Platz. Wenn Sie eine funktionierende Schneekugel haben, kehrt aber irgendwann auch wieder Ruhe ein. Vielleicht mussten Anpassungen vorgenommen werden, vielleicht fehlen danach Teile, aber das innere Gleichgewicht ist wiederhergestellt.

Was ist wichtig, was nicht?

Achten Sie auf Ihre Energie!

Menschen können vieles aushalten und häufig können unvorstellbare Kräfte mobilisiert werden. In einer Krise brauchen Sie ganz viel Energie. Die Situation macht Veränderungen notwendig, Ihre Aufgabe besteht darin, diese umsetzen zu können. Unabhängig davon, was das konkret bedeutet, brauchen Sie auf jeden Fall Kraft. Achten Sie daher darauf, dass Sie keine Nebenschauplätze aufmachen, Sie können es sich im Moment nicht leisten, Energien zu verschwenden. Gerade in einer Krise sollten Sie auf gute Ernährung, ausreichende Flüssigkeitsaufnahme, Schlaf (schauen Sie mal, ob Sie im Kapitel Schlafkompetenzen Anregungen finden) und Bewegung achten. Das sind die Basics, die Sie und Ihren Körper erst in die Lage bringen, einen Weg aus der Krise zu finden.

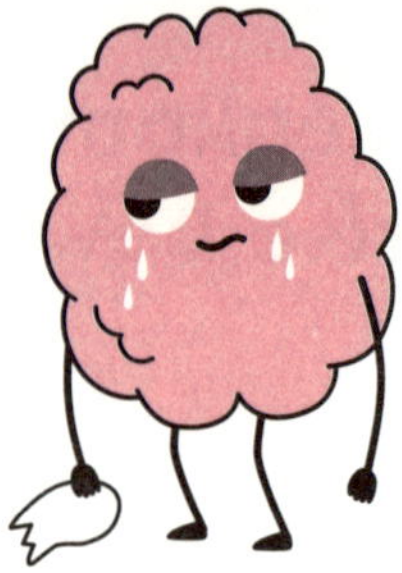

Sie dürfen schwach sein!

Sie sind in einer Ausnahmesituation, eine unbekannte, wahrscheinlich auch eine unvorbereitete Situation. Da ist es doch völlig verständlich, dass die Gefühle Achterbahn fahren. Im ersten Moment dürfen all diese Gefühle da sein. Niemand erwartet von Ihnen, dass Sie wie eine gefühllose Maschine sachlich und überlegt reagieren. Sie dürfen Gefühle haben und Sie dürfen sich erlauben, diese zu zeigen.

Keine Hauruckaktionen!

Kurz nach einer Krise sind die meisten Menschen sehr emotional, es herrscht ein Gefühlschaos und die Welt steht kopf. Bitte bedenken Sie, dass dies kein guter Zustand ist, um große Entscheidungen zu fällen oder Veränderungen anzustoßen. Manchmal entsteht, weil die Welt aus den Fugen geraten ist, das Bedürfnis, alles wieder in Ordnung zu bringen. »Das muss doch funktionieren.« Ja, aber bitte in Ruhe und mit eingeschaltetem Kopf.

Wer soll das denn schaffen?

Sie sind in einer Krise. Achten Sie darauf, dass Sie nicht zu viel von sich selbst erwarten. Eigene Ansprüche können manchmal furchtbar grausam und gemein sein. Horchen Sie in sich herein! Was erwarten Sie denn da gerade von sich? Sind diese Forderungen angemessen? Angemessen für die Situation und die Umstände, in denen Sie gerade stecken? Perfektionismus und überhöhte Ansprüche stehen Ihnen in der aktuellen Situation tendenziell im Weg.

Und wohin mit den Gefühlen?

In der Krise kann es passieren, dass Sie von wirklich starken Gefühlen quasi überschwemmt werden. Schockzustände, komplette Desorientierung, Ratlosigkeit, Trauer, Niedergeschlagenheit bis hin zu Depressivität, Ärger und Gereiztheit, Ermüdung, Entmutigung, Perspektivlosigkeit und Zukunftsängste, Resignation, ohnmächtige Wut, Verbitterung … Die Gefühle können so stark sein, dass quasi ein abgesicherter Modus gestartet wird: Abwehr – eine Schockreaktion. Betroffene können in einen Funktionsmodus gehen, es wird nichts gefühlt, nichts gedacht. Dieser abgesicherte Modus führt dazu, dass die betroffenen Personen gar nichts spüren. Den Vergleich habe ich aus der Computerwelt, im abgesicherten Modus kann wenig bis gar nichts kaputtgehen, dafür funktioniert aber auch wenig bis nichts. Eine normale Reaktion ist nicht möglich, verhindert aber auch schwere Schädigungen.

Lassen Sie im ersten Moment Ihre Gefühle erst mal nur da sein. Es ist, wie es ist.

Die Situation bewältigen – Coping

Es ist wichtig, einen Umgang mit einer Krise zu finden. Der Prozess des Umgangs mit diesen Herausforderungen wird als Coping bezeichnet und beinhaltet eine Vielzahl von Strategien, die wir nutzen können, um problematische Reaktionen zu minimieren und uns besser zu fühlen.

Coping leitet sich vom englischen »to cope with« ab, was übersetzt »mit etwas klarkommen, etwas bewältigen, überwinden« bedeutet. Mit Copingstrategien sind also Handlungen gemeint, mit denen es jemand schafft, sich durch eine Krise zu kämpfen und wiederaufzurichten. Ein renommierter Stressforscher, der sich intensiv mit dem Konzept des Copings beschäftigt hat, war Richard Lazarus. Er prägte den Begriff und legte den Fokus auf die individuellen

Bewältigungsstrategien, die Menschen einsetzen, um mit stressigen Situationen umzugehen und ihre psychische Belastung zu reduzieren. Dabei unterscheidet er problemorientiertes und emotionsorientiertes Coping.

Problemorientiertes Coping

Problemorientiertes Coping ist eine Bewältigungsstrategie, die sich darauf konzentriert, die Herausforderungen einer stressigen Situation aktiv anzugehen und zu lösen. Dabei werden die Ressourcen und Fähigkeiten mobilisiert, um das Problem zu analysieren, alternative Lösungen zu entwickeln und umzusetzen. Diese Art des Copings beinhaltet die Suche nach praktischen Lösungen, um die Situation zu verbessern und den Stress zu verringern. Es geht darum, die Kontrolle über die Situation zurückzugewinnen und aktiv Schritte zu unternehmen, um das Problem zu bewältigen. Problemorientiertes Coping kann effektiv sein, um mit herausfordernden Situationen umzugehen und die eigene Handlungsfähigkeit zu stärken.

Hier wird auch deutlich, dass durch die unterschiedlichen Reaktionen, die eine Krise hervorrufen kann, auch unterschiedliche Bewältigungsmethoden notwendig sind, die unterschiedlich leicht oder schwer umsetzbar sind.

Noras problemorientiertes Coping Um ihre Arbeitsumgebung zu verbessern, schuf Nora einen ruhigen Arbeitsbereich zu Hause. Sie richtete sich einen ruhigen Raum ein, in dem sie sich auf ihre Arbeit konzentrieren konnte. Nora legte klare Arbeitszeiten fest, in der Mittagspause machte sie einen kleinen Erholungsspaziergang. Sie nutzte ihre Fähigkeiten und ihr Netzwerk, um neue Einnahmequellen für ihre Firma zu finden. Durch die gute und verlässliche Kommunikation mit Kunden konnte sie deren Bedürfnisse schnell erkennen und entwickelte ein neues Projekt, das eine maßgeschneiderte Problemlösung lieferte. Dadurch konnte sie Entlassungsgespräche vermeiden und die Firma auf neue Standbeine stellen.

Martins problemorientiertes Coping Trotz der Schwierigkeiten nahm Martin, der seinen Job in der Gastronomie verloren hatte, die Herausforderung an und suchte nach Lösungen. Er nutzte die Zeit, um neue Fähigkeiten zu entwickeln, indem er Online-Kurse belegte und sich auf den Bereich Kundenservice spezialisierte. Martin investierte viel Energie in die Jobsuche und Netzwerkarbeit, und schließlich gelang es ihm, eine Stelle in einem Kundenservice-Unternehmen zu finden.
Für sein Privatleben nutzte Martin Online-Kurse und -Work-outs, um neue Sportarten auszuprobieren. Er organisierte virtuelle Treffen mit Tanz- und Sportfreunden. Durch den Einsatz digitaler Ressourcen konnte er seine Leidenschaft wieder aufnehmen und sich mit anderen verbunden fühlen.

Emotionsorientiertes Coping

Diese Form von Coping führt dazu, dass sich der eigene Bezug zu der Situation verändert. Es geht vor allem darum, die Emotionen zu reduzieren.

Entspannung und Ablenkung sind hilfreiche Strategien, die Emotionen abzubauen. Hilfreiche Ideen zum Umgang mit Gefühlen sind:

- Sich an vertraute Personen wenden, um Trost, Verständnis und emotionale Unterstützung zu erhalten.
- Ein Spaziergang, Yoga, Musik hören oder Malen zum Stressabbau und zur Steigerung des Wohlfühlens
- Entspannungsübungen wie die tiefe Bauchatmung, Progressive Muskelentspannung oder Achtsamkeitsübungen oder vieles andere mehr …
- Tagebuch schreiben oder Gespräche mit anderen können helfen, Gefühle auszudrücken und zu verarbeiten.

Noras emotionsorientiertes Coping Nachdem es immer heftiger zwischen Nora und ihrem Ehemann knallte, beschlossen die beiden in einer ruhigen Minute, dass sich etwas ändern muss. Um ihre gereizte Stimmung und die Konflikte mit ihrem Ehemann zu lösen, führte Nora offene und ehrliche Gespräche mit ihm. Sie teilte ihre Ängste und Sorgen mit ihm, während sie auch auf seine Perspektive und Bedürfnisse einging. Die Offenheit der Gespräche ermöglichte ein besseres Verständnis für die Positionen des anderen. Nora begann, sich bewusst Zeit für sich selbst zu nehmen und Strategien zu entwickeln, um ihre Unsicherheit und ihr Unwohlsein anzugehen. Sie erkannte die Wichtigkeit von Selbstfürsorge und achtete auf ausgewogene Ernährung, ausreichend Schlaf und regelmäßige Bewegung, um ihre körperliche und mentale Gesundheit zu unterstützen. Besonders das Bananenbrot wurde zu einem ihrer neuen Lieblingsrezepte. Sie informierte sich aktiv über die aktuelle Pandemiesituation und die Maßnahmen, die ergriffen wurden. Dabei achtete sie auf zuverlässige Quellen und suchte nach verlässlichen Informationen, um sich ein umfassendes Bild zu machen.

Martins emotionsorientiertes Coping Martin erkannte die Bedeutung seiner mentalen Gesundheit und suchte Unterstützung, um mit seiner Angst und den Schlafstörungen umzugehen. Er wandte sich an einen Therapeuten, der ihm half, Strategien zur Stressbewältigung und Angstreduktion zu entwickeln. Zudem integrierte er Entspannungstechniken wie Meditation und eine spezielle Atemübung, die auf YouTube angeleitet wurde, in seinen Alltag, um seine innere Ruhe wiederzufinden.

Martin suchte bewusst nach sozialer Unterstützung. Die virtuellen Treffen seiner Tanz- und Sportfreunde waren sehr hilfreich. Hier konnte er sich mit den anderen über Ängste und Sorgen austauschen. Er fand Trost und Zuspruch in den Gesprächen. Seine Kontakte veränderten sich, eine neue Freundschaft zu Moni, die auch Single war, entstand durch den engen Austausch auf der virtuellen Plattform.

Wichtig ist: Sie dürfen zu Ihrem inneren Zustand stehen. Ihre Empfindungen sind so, wie sie sind. Sie können Ihre Gedanken und Gefühle aushalten, Sie werden sie aushalten und die Situation ist jetzt so. Irgendwann ist sie vorbei.

Unangemessenes Coping

Leider gibt es auch ungünstige Copingstrategien, die Anwendung finden. Wenn Sie Ihrer Krise mit Alkohol oder Drogen begegnen, ist das einerseits eine Strategie, die Ihnen kurzfristig helfen kann, gleichzeitig ergibt sich dadurch ein anderes Problem für Sie. Ungünstige Copingstrategien führen nicht zu einer Veränderung der Situation, sondern nur zur Ablenkung von der Situation. Sie können das Problem verstärken und dazu führen, dass es bestehen bleibt.

Mittel- und langfristig kennt die menschliche Psyche Strategien, sogenannte Abwehrmechanismen, die eine Auseinandersetzung mit den Gefühlen verhindern. Dazu gehören Verdrängen, Bagatellisieren oder auch eine gravierende Verschiebung von Werten: »Ach, der Job war doch schon immer blöd. In Wirklichkeit wollte ich doch eigentlich kündigen.«

Ablenkungsstrategien sind grundsätzlich in der Psychologie gerne gesehen, allerdings besteht in Krisensituationen die Gefahr, dass Menschen in Fantasiewelten, Drogenkonsum oder enorme Arbeitswut abdriften.

Auch positives Denken kann gefährlich sein. Ja, die Krise kann ein Zeichen für eine Veränderung sein, aber das heißt nicht automatisch, dass danach alles besser wird. Ob positives Denken ungünstig ist, erkennen Sie daran, dass Sie sich die Vorstellungen eigentlich selbst nicht glauben.

Coping – der Werkzeugkasten

Ich stelle mir die Sammlung von Copingstrategien wie einen Werkzeugkasten vor. Die Frage, was in einen Werkzeugkasten gehört, ist sicherlich abhängig davon, welche handwerklichen Probleme Sie lösen müssen. Der Werkzeugkasten eines Studenten in der ersten Wohnung hat andere Anforderungen als der einer Malerin.

Ein Rückblick auf frühere Herausforderungen erinnert Sie vielleicht daran, dass in Ihrem Werkzeugkasten bereits eine Bohrmaschine ist, die auch beim aktuellen Problem nützlich ist. Vielleicht müssen Sie aber an Ihrer Bohrmaschine erst den Bohrer durch einen kleineren austauschen, damit dieses Werkzeug wirklich hilfreich ist.

So großartig und hilfreich eine Bohrmaschine ist, gibt es aber auch Herausforderungen, die nur mit einer Zange gelöst werden können. Das heißt, es ist wichtig, dass Sie auch bereit sein sollten, neue Werkzeuge anzuschaffen. Und es kann sein, dass Sie zwar eine Bohrmaschine in Ihrem Werkzeugkoffer haben, diese aber noch nie benutzt haben und dementsprechend erst einmal trainieren sollten, sie sinnvoll einzusetzen.

Welche Copingstrategien haben Sie?

Wie bereits deutlich wurde, sind Krisen sehr unterschiedlich und damit sind auch die Anforderungen an hilfreiche Copingstrategien unterschiedlich. Folgende Fragen können Ihnen helfen, Ihre Bewältigungsmöglichkeiten zu entdecken:

Was hilft Ihnen normalerweise, um mit stressigen Situationen umzugehen?

Was hilft Ihnen, wenn Sie sich überwältigt fühlen oder unter Druck stehen? Gibt es bestimmte Rituale, Hobbys oder Unternehmungen?

Gibt es Menschen, die bereit sind, in schwierigen Zeiten für Sie da zu sein?

Welche Strategien haben Sie in der Vergangenheit in schwierigen Situationen verwendet? Hat etwas besonders gut funktioniert oder möchten Sie das jetzt ausprobieren?

Stellen Sie sich vor, Sie haben die Krise bewältigt. Was haben Sie dafür tun müssen? Welche Handlungen mussten Sie erlernen?

Gibt es bestimmte Fähigkeiten oder Eigenschaften, auf die Sie in schwierigen Zeiten zurückgreifen können?

Welche erfolgreichen Erfahrungen haben Sie in der Vergangenheit im Umgang mit einer Krise gemacht? Was können Sie aus diesen Erfahrungen lernen und auf die aktuelle Situation übertragen?

Gibt es Aktivitäten oder Hobbys, die Ihnen Freude bereiten und Sie mit positiver Energie aufladen? Wie können Sie Ihre emotionale und mentale Gesundheit stärken?

Was sind Ihre persönlichen Werte und Ziele? Wie können diese Ihnen bei der Bewältigung der Krisen dabei helfen, fokussiert zu bleiben?

4. Krisenkompetenz
Umgang mit konkreten Krisensituationen

Bestimmte Krisen treten mit einer höheren Wahrscheinlichkeit auf als eine Pandemie oder ein Terroranschlag, machen aber nicht weniger hilflos. Ich möchte Ihnen ein paar Anregungen geben, die Ihnen hoffentlich den Umgang mit der schwierigen Situation, in der Sie stecken, erleichtern können.

Ich bin gescheitert

Ich mag den Begriff »Scheitern« nicht, er klingt für mich sehr absolut. »Ich habe einen Fehler gemacht«, »Ich habe mein Ziel nicht erreicht« oder »Ich musste eine Niederlage einstecken« kann die Situation auch beschreiben, federt es aber auf der Gefühlsebene etwas ab.

- **Vermeiden Sie Selbstvorwürfe**. Fehler und Misserfolge sind Teil des Lebens. Alle machen Fehler. Ja, auch große oder grobe Fehler passieren. Niemand ist perfekt. Denken Sie an ein Kind, das etwas kaputt gemacht hat. Hilft es in dieser Situation, wenn Sie ihm Vorwürfe machen? Die Gardinenpredigt scheint manchmal unvermeidbar, aber dem Kind hilft sie (wenn es den Fehler selbst eingesehen hat) nicht weiter. Schuldgefühle verstärken negative Gefühle, verändern die Situation aber nicht.
- **Reflektieren und akzeptieren Sie Ihre Gefühle**. Es ist enttäuschend und traurig, vielleicht sind Sie auch ängstlich oder wütend. Das ist okay. Es ist wichtig, Ihre Gefühle zuzulassen. Schau-

en Sie hin, analysieren Sie Ihre Gefühle und versuchen Sie etwas daraus zu lernen.

- **Der Blick nach vorne – realistische Ziele!** Sie haben Ihr gesetztes Ziel nicht erreicht. Warum? Überdenken Sie Ihre Ziele und achten Sie darauf, nun realistische Ziele zu finden. Denn manchmal sind Ziele auch zu hochgesteckt und es ist deshalb nicht möglich, sie zu erreichen. Machen Sie kleine Schritte, Sie dürfen Ihr großes Ziel neu ausrichten. Vielleicht möchten Sie sich aber auch erst einmal nur ein kleines Ziel für den nächsten Tag setzen.
- **Unterstützung und Hilfestellung.** Suchen Sie nun Unterstützung. Reden Sie mit Freunden oder der Familie, vielleicht auch mit einem professionellen Helfer. Reden Sie über Ihre Gefühle, das kann Ihnen helfen, sie zu regulieren. Andere Menschen können Ihnen helfen, eine neue Perspektive zu finden, und Sie auch bei der Bewältigung der aktuellen Situation unterstützen. Jetzt ist der richtige Moment, um nach Unterstützung zu fragen.
- **Gibt es auch Positives?** Diese Frage erscheint vielleicht etwas höhnisch, wenn Sie den Eindruck haben, vor einem Scherbenhaufen zu sitzen. Aber zoomen Sie einmal raus aus Ihrer aktuellen Situation. Schauen Sie auf das, was Sie in Ihrem Leben erreicht haben, was Sie gelernt haben, welche Bereiche positive Aspekte haben. Menschen nehmen Negatives stärker wahr, aber es lohnt sich immer, auch das Positive wieder in den Fokus zu nehmen.
- **Radikale Akzeptanz.** Vielleicht ist Ihre aktuelle Situation meilenweit von Ihren Wunschvorstellungen entfernt. Es gibt leider Dinge, die nicht zu ändern sind, egal, was Sie sich wünschen oder auch verdient haben. Wenn Sie in so einer Situation stecken, würde ich mir von Herzen eine andere Realität für Sie wünschen. Es kann aber sein, dass das einfach nicht geht. Dann ist der einzige Weg, die Realität zu akzeptieren und das Beste aus der Situation zu machen.
- **Übernehmen Sie Verantwortung.** Was sind Ihre Anteile an dem aktuellen Schlamassel? Was können Sie aus den gemachten Feh-

lern lernen? Wie können Sie dafür sorgen, dass dieser Fehler nicht noch einmal passiert? Wenn Sie diese Fragen reflektieren, haben Sie eventuell die Möglichkeit, sich weiterzuentwickeln und zu wachsen.

- **Seien Sie geduldig**. Manchmal brauchen Veränderungen Zeit. Geben Sie sich Zeit, um wieder auf die Beine zu kommen. Kleine Schritte sind kleine Schritte. Aber viele kleine Schritte lassen Sie eine große Distanz überwinden.

Ich bin krank oder werde älter und mein Körper verändert sich

Das körperliche Leistungshoch hat der Durchschnittsmensch bereits mit Anfang 20, danach geht es – zumindest bei den meisten von uns – mit der Leistungsfähigkeit abwärts. Chronische Erkrankungen, Verletzungen oder auch Veränderungen, die durch das zunehmende Alter begründet sind, können zu starken Einschränkungen und Veränderungen führen. Leider gibt es Menschen, die sich mit ihren körperlichen Veränderungen wirklich quälen müssen, so gravierend sind sie. Trotzdem möchte ich ein paar Tipps geben:

- **Informieren Sie sich!** Sammeln Sie Informationen über die Erkrankung und sprechen Sie mit Ihrem Arzt oder anderen Fachleuten, um mehr darüber zu erfahren, was Sie erwartet und welche Behandlungsmöglichkeiten es gibt. Werden Sie zur Expertin oder zum Experten, tauschen Sie sich mit anderen Betroffenen aus. Häufig haben sie wertvolle Tipps zum Umgang mit Schwierigkeiten.
- **Alle Gefühle sind okay:** Es ist normal, sich in einer solchen Situation besorgt, ängstlich oder traurig zu fühlen. Selbstverständlich dürfen Sie auch wütend oder ungeduldig sein. Akzeptieren Sie Ihre Gefühle und suchen Sie gegebenenfalls Unterstützung von

Freunden, in der Familie oder einem professionellen Therapeuten, um einen Umgang mit der eigenen Gefühlswelt zu finden.

- **Verändern Sie Ihren Lebensstil:** Ich weiß, dass das viel einfacher klingt, als dass es umzusetzen ist. Abhängig von der Art der Erkrankung können Änderungen des Lebensstils – eine andere Ernährung, regelmäßige Bewegung, weniger Alkohol – zu einer deutlichen Erleichterung führen. Erlauben Sie sich, Ihre Träume und Lebensvorstellungen Ihren jetzigen körperlichen Gegebenheiten anzupassen.
- **Bleiben Sie in Kontakt:** Denken Sie daran, wie wichtig soziale Unterstützung ist. Freunde und Familie können emotionalen Halt geben. Sicherlich sind dies auch Menschen, die eventuell benötigte praktische Unterstützung geben können.
- **Treffen Sie Entscheidungen:** Leider müssen Sie eine Suppe auslöffeln, die Sie nicht bestellt haben. Dies kann bedeuten, dass Sie weitreichende Entscheidungen treffen müssen. Ist ein Umzug notwendig? Welche Behandlungsform wählen Sie? Lassen Sie sich von Fachpersonen informieren und finden Sie unter vielleicht ungünstigen Optionen die für Sie beste.
- **Grenzen setzen:** Körperliche Einschränkungen gehen oft damit einher, dass scheinbar »normale« Anforderungen an den Alltag bereits eine große Herausforderung darstellen. Dies bedeutet, dass Sie Prioritäten und Grenzen setzen müssen. Überlegen Sie gut, wie Sie Ihre Ressourcen und Energie einsetzen möchten und können.
- **Nehmen Sie Hilfe in Anspruch:** Wenn nicht jetzt, wann dann? Bitten Sie Menschen aus Ihrem Umfeld um Hilfe. Außerdem gibt es Organisationen oder Unterstützungsprogramme, die helfen können. Können Sie Pflegegeld beantragen? Eine Schwerbehinderung feststellen lassen? Informieren Sie sich über Unterstützungsmöglichkeiten. Nehmen Sie diese in Anspruch!
- **Sie bleiben ein wertvoller Mensch:** Der Selbstwert eines Menschen ist manchmal mit körperlicher Leistungsfähigkeit ver-

knüpft, das eigene Selbstbild kann durch körperliche Veränderungen auf den Kopf gestellt werden. Machen Sie sich klar – körperliche Veränderungen haben keinen Einfluss auf den Wert eines Menschen (blättern Sie gerne auf die Seite 18, wenn es bei den Selbstwertkompetenzen um die bedingungslose Akzeptanz geht)! Es ist okay, Sie sind okay!

Schlechte Nachrichten übermitteln

Schlechte Nachrichten zu übermitteln ist immer eine schwierige Aufgabe. Dazu gehören eine Krebsdiagnose oder eine schwere Krankheit, ein Todesfall, finanzielle Probleme, Trennung oder Scheidung, unerwartete Kündigung oder Entlassung, eine schlechte Schulnote, eine unerwartete Schwangerschaft ... Was kann bei der Übermittlung helfen?

- **Verwenden Sie eine klare und direkte Sprache.** Vermeiden Sie es, um den heißen Brei herumzureden. Schlechte Nachrichten lassen sich nicht beschönigen, indem Sie versuchen, schöne Worte zu finden. Im Gegenteil, wenn Sie sich unklar ausdrücken, kann dies zu Verwirrung oder Missverständnissen führen. Augen zu und durch. Sprechen Sie klar aus, worum es geht.
- **Achten Sie auf Zeitpunkt und Ort,** um die Nachricht zu vermitteln. Stellen Sie sicher, dass Sie in einer ruhigen und privaten Umgebung sind, oder schaffen Sie diese, indem Sie beispielsweise die Person auffordern, mal eben mit in die Teeküche zu kommen. Schlechte Nachrichten werden nicht besser, wenn sie aufgeschoben werden, allerdings ist zwischen Tür und Angel sicherlich kein guter Moment. Warten Sie nicht zu lange auf den richtigen Zeitpunkt, sondern sorgen Sie ansonsten eher dafür, dass Sie ungestört sprechen können (»Schalte doch bitte mal kurz dein Handy aus.«).

- **Seien Sie einfühlsam und achtsam,** wenn Sie die Nachricht übermitteln. Nehmen Sie sich Zeit. Hören Sie zu und beantworten Sie Fragen, die Ihr Gegenüber stellt. Es ist auch in Ordnung, erst einmal gemeinsam still zu sein, damit die Nachricht sacken kann.
- **Bieten Sie Unterstützung an.** Überlegen Sie, was den Betroffenen in der Situation helfen kann. Gibt es Optionen oder Ressourcen, die Sie zur Verfügung stellen können?
- Seien Sie **offen und ehrlich** und stellen Sie sicher, dass Sie alle relevanten Informationen auch überbringen.
- Sie dürfen **Ihr Gegenüber fragen**, ob es etwas gibt, das Sie tun können, oder ob die betroffene Person Wünsche an Sie hat.

Mit Kindern trauern

Der Verlust eines geliebten Menschen oder auch eines Haustieres kann für Kinder sehr schwierig sein und sie benötigen Unterstützung, um mit ihrer Trauer umzugehen. Trauerreaktionen können sehr unterschiedlich sein und müssen nicht zur Tiefe der Beziehung des Verstorbenen passen. Hier sind einige Tipps, um mit Kindern das Thema Tod zu besprechen und sie in ihrer Trauer zu unterstützen.

- Kinder müssen **verstehen, was passiert ist** und was der Verlust für sie und ihre Familie bedeutet. Sprechen Sie aus, was passiert ist (»Oma ist gestorben« anstatt beispielsweise »Oma ist friedlich eingeschlafen«, was Einschlafprobleme hervorrufen könnte). Offene und ehrliche Gespräche können dazu beitragen, die Fragen und Bedenken der Kinder zu klären.
- Kinder können **verschiedene Gefühle** haben, wenn sie trauern, wie z. B. Traurigkeit, Wut, Schuldgefühle oder Verwirrung. Es ist wichtig, ihnen zu erlauben, diese Gefühle auszudrücken, und ihnen zu zeigen, dass ihre Gefühle normal und akzeptabel sind.

- Der Tod kann **Unsicherheit** auslösen. Vermitteln Sie Kindern, dass sie geliebt und unterstützt werden. Geborgenheit und Sicherheit helfen dem Kind, mit der Unsicherheit und der Veränderung, die der Verlust mit sich bringt, umzugehen.
- Lassen Sie **das Kind entscheiden, wann ein guter Zeitpunkt zum Reden ist**. Drängen Sie Kinder nicht, darüber zu reden, sondern beachten Sie Situationen, in denen das Kind bereit ist, zu reden.
- Geben Sie **nicht zu viele Informationen**. Achten Sie auf die Fragen der Kinder und geben Sie kurze, einfache, ehrliche und altersangemessene Antworten darauf. Sie müssen keine Angst haben, dem Kind zu sagen, dass Sie eine Frage nicht beantworten können, weil Sie es auch nicht wissen. Bleiben Sie ehrlich und authentisch.
- Es kann sein, dass Kinder **dieselben Fragen immer und immer wieder stellen**, dies kann Ausdruck von Unsicherheit sein. Wenn Sie die Fragen gleich beantworten, kann das dem Kind Sicherheit geben.
- Kinder dürfen **spüren, dass auch Erwachsene trauern**. Wahrscheinlich trauern nicht nur Kinder, sondern auch Eltern. Sie dürfen Ihre Gefühle zeigen (»Ja, Mama ist traurig und es fühlt sich wirklich blöd an.«) und Ihrem Kind altersangemessen erklären. Authentisch sein.
- Kinder können ihre Trauer auch **nur für eine kurze Zeitspanne am Tag zeigen**. Trotzdem kann sie genauso stark sein wie bei anderen Betroffenen, selbst wenn sie abgelenkt sind oder mit positiven Aktivitäten beschäftigt sind.
- Je nach Alter der Kinder dürfen sie **(mit)bestimmen, ob sie zur Beerdigung oder Trauerfeier mitgehen** möchten. Erklären Sie dem Kind in kurzen, verständlichen Worten, was dort passiert. Für manche Kinder ist es wichtig, dass sie sich verabschieden können, andere möchten das nicht. Beides ist in Ordnung. Wenn Sie in dieser Situation selbst zu belastet sind, organisieren Sie ei-

nen erwachsenen Menschen, dem die Kinder vertrauen, der die Kinder im Blick hat und sich kümmern kann.

Mein bester Freund ist in einer Krise

Wenn Sie sehen, dass eine andere Person in einer Krise steckt, kann dies eine Herausforderung sein. Welche Möglichkeiten haben Sie, zu unterstützen?

- **Zuhören:** Ein offenes Ohr zu haben und einfach da zu sein, sind eine häufig unterschätzte Unterstützung. Zeigen Sie Verständnis und Mitgefühl. Das ist manchmal ganz schön schwer. Es ist nicht immer einfach, die Tränen eines anderen auszuhalten, vor allem, wenn Sie den Eindruck haben, nichts verändern zu können. Meistens ist das, was Betroffene als wichtigste Unterstützung erleben, die emotionale Begleitung, da sein, zuhören. Erlauben Sie auch, dass die betroffene Person gerade gar nicht sprechen möchte, dann dürfen Sie einfach nur da sein.
- **Praktische Hilfe:** Je nachdem, worum es geht, kann es wichtig sein, konkrete Unterstützung anzubieten, beispielsweise Hilfe im Haushalt oder mit den Kindern, Einkäufe erledigen, Termine vereinbaren, zu Arztbesuchen begleiten, Bewerbungsschreiben Korrektur lesen, eine Übernachtungsmöglichkeit anbieten … Fragen Sie die betroffene Person, ob sie konkrete Unterstützung benötigt, bieten Sie an, was Sie denken, was gerade notwendig ist.
- **Professionelle Hilfe empfehlen:** Ermutigen Sie die Person, professionelle Unterstützung zu suchen, wenn Sie den Eindruck haben, dass sie dies benötigt. Weisen Sie auf Therapeuten, Beratungsstellen, Hotlines oder Selbsthilfegruppen hin, bei denen sie Hilfe finden kann.
- **Seien Sie geduldig und respektieren Sie Grenzen:** Machen Sie sich klar, dass jede Person mit Schwierigkeiten individuell unter-

schiedlich umgeht und dementsprechend unterschiedliche Problemlösestrategien benötigt. Jeder Mensch bewältigt Krisen auf seine eigene Weise und in seinem eigenen Tempo. Geben Sie der Person Zeit und Raum, um ihre Gefühle zu verarbeiten und Entscheidungen zu treffen. Respektieren Sie ihre Grenzen und drängen Sie nicht zu Handlungen, für die sie noch nicht bereit ist.

- **Achten Sie auf Ihre eigenen Grenzen:** Wenn Sie auf einem Schiff stehen und eine Person im tobenden Meer kämpft, sollten Sie nicht Ihrem ersten Impuls folgen und hinterherspringen. Denn wenn Sie nicht ein herausragender Schwimmer sind, vergrößern Sie damit wahrscheinlich das Problem. Rufen Sie schleunigst die Seewacht und werfen Sie einen Rettungsring.
- **Fragen Sie, wenn Sie unsicher sind:** »Ich glaube, es würde dir guttun, wenn wir zusammen spazieren gehen, ist dir das recht?« »Ich möchte dich so gerne in den Arm nehmen – darf ich das?«
- »**Ich denk an dich!**« Manchmal ist die Frage »Wie geht es dir?« zu schwierig zu beantworten. Die Person hat gezeigt, dass sie erst einmal für sich alleine die Situation bewältigen möchte. Das sollten Sie dann respektieren. Zeigen Sie aber trotzdem, dass Sie da sind. Schicken Sie eine kleine Grußkarte, eine kleine Nachricht »Ich denk an dich«, stellen Sie ein Blümchen vor die Tür. Damit machen Sie Kontaktangebote und die Person kann entscheiden, ob sie diese annehmen kann und möchte.

5. Krisenkompetenz
Resilienz

Resilienz ist die menschliche Fähigkeit, sich von schwierigen, krisenhaften Ereignissen zu erholen und sich an Veränderungen anzupassen. Es ist die Fähigkeit, Widerstandskraft zu zeigen und eine positive psychologische Anpassung an Stress, Krisen und Widrigkeiten zu entwickeln. Resilienz bedeutet nicht, dass eine Person unverwundbar gegenüber Herausforderungen ist oder dass sie keine Schwächen hat. Sondern dass sie über die Fähigkeit verfügt, Schwierigkeiten zu bewältigen und darauf zu reagieren.

Resilienz ist ein interessanter Forschungsbereich. Ich finde den Ansatz wichtig, nicht nur zu untersuchen, warum ein Problem entsteht, sondern auch, warum ein Problem nicht entsteht. Sich also nicht nur mit Risiko-, sondern auch mit Schutzfaktoren zu beschäftigen.

Die Kinder der Insel Kauai[16]

In den 1950er-Jahren begann die amerikanische Psychologin Emmy Werner eine langfristige Studie auf der hawaiianischen Insel Kauai, um herauszufinden, welche Faktoren dazu führen können, dass Kinder in schwierigen Umständen gesund aufwachsen.

Über mehrere Jahrzehnte beobachten sie und ihr Team eine große Gruppe von Kindern, die auf Kauai geboren wurden, und dokumentierten ihre Entwicklung bis ins Erwachsenenalter. Viele dieser Kinder waren in Armut aufgewachsen, hatten körperliche oder emotionale Vernachlässigung erfahren oder waren Opfer von Missbrauch und Gewalt geworden.

Trotz schwieriger Startbedingungen zeigten einige der Kinder eine gute Entwicklung und überwanden ihre frühen Herausforderungen, um gesunde und erfolgreiche Erwachsene zu werden. Die Idee der Resilienzfaktoren entstand. Werner identifizierte mehrere Faktoren, die dazu beitrugen, dass diese Kinder widerstandsfähig waren, darunter eine starke Unterstützung durch die Familie und die Gemeinschaft, positive Rollenvorbilder, ein starkes Selbstwertgefühl und die Fähigkeit, sich selbst zu regulieren.

Zwei ungleiche Brüder

Es waren einmal eineiige Zwillinge. Sie wuchsen gemeinsam auf, beide Eltern waren Alkoholiker, und der Vater hatte mehrere Straftaten begangen. Der eine Zwilling kam bereits als junger Erwachsener in Kontakt mit Drogen und landete auch im Gefängnis. Der andere Zwilling wurde ein erfolgreicher Manager, war glücklich verheiratet und hatte zwei Kinder.

Ein interessierter Forscher stellte beiden die gleiche Frage: »Warum sind Sie zu dem Menschen geworden, der Sie sind?« Die ungleichen Zwillinge gaben beide die gleiche Antwort: »Was sollte aus mir bei solchen Eltern denn anderes werden?«

Der Psychiater Viktor E. Frankl[17]

Viktor E. Frankl war ein österreichischer Psychiater und herausragender Psychologe. Er überlebte den Holocaust in vier Konzentrationslagern. Danach schrieb er einige Bücher über die Notwendigkeit, im Leben einen Sinn zu haben. Obwohl er also einer außergewöhnlich schlimmen Krise ausgesetzt war, schaffte er es, nicht daran zu zerbrechen, und beschäftigte sich zeit seines Lebens stark mit Resilienz- und Schutzfaktoren. In seinen Werken, insbesondere in seinem Buch *Trotzdem Ja zum Leben sagen* beschrieb er seine Erfahrungen im Konzentrationslager und wie er sich trotz der schlimmsten Umstände eine innere Freiheit bewahren konnte. Er betonte die Bedeutung von Sinn und Werten im Leben und wie diese dazu beitragen können, auch in schwierigen Situationen Widerstandskraft zu entwickeln und Resilienz zu stärken.

Das können Sie auch! Zumindest immer ein bisschen mehr

Dies sind sehr beeindruckende Geschichten und ich möchte Sie auf keinen Fall an dieser Stelle einschüchtern. Ich möchte Ihnen aber zeigen, dass es Menschen gibt, die ein Vorbild sein können, von denen Sie lernen und sich abschauen können, wie sie es geschafft haben, in einer Krise das Ruder rumzureißen. Sie können Hoffnung und Optimismus schenken und ich möchte Ihnen Mut zusprechen, dass auch Sie in der Lage sein können, Ihre Krise in kleinen, vielleicht auch sehr, sehr kleinen Schritten zu bewältigen.

Die Resilienzfaktoren

Je nach Forscher werden unterschiedliche Resilienzfaktoren angegeben. Es gibt einige Resilienztrainings, diese haben aber keinen einheitlichen Ansatz. Es können auch nicht alle Resilienzfaktoren trainiert werden.

Soziales Netzwerk

Ein Umfeld, das Sie unterstützt, ist ein sehr wichtiger Schutzfaktor. Insbesondere ein »gutes soziales Netz« ist wichtig. Was ist das? Das kommt drauf an. Sie dürfen sich das tatsächlich wie das Netz einer Hängematte vorstellen. Manche Netze sind sehr engmaschig, andere Netze haben große, starke Schlaufen. Beides kann in Ordnung sein, wichtig ist, dass Sie sich von Ihrem Netz getragen fühlen.

Was Sie tun können, um resilienter zu werden:

Überprüfen Sie Ihr soziales Netz. Sind Sie zufrieden? Besteht der Wunsch, sich einer Gemeinschaft anzuschließen, bestimmte Kontakte zu vertiefen? Gibt es Bereiche, in denen Sie sich auf die Suche machen können? Aber seien Sie hier nicht zu streng. Ein soziales Netz zu weben, hängt auch stark von anderen ab, sodass Sie zwar Einflussmöglichkeiten haben, diese aber begrenzt sein können. Ein weiterer Resilienzfaktor ist es, zu einer Gruppe oder Organisation zu gehören. Dies könnten ein Sportverein, eine Kirchengemeinde, Spielerunde (auch online), Theatergruppe, ein Chor oder eine aktive, unterstützende Facebook-Gruppe sein.

Fördern Sie Ihre Gesundheit

Wenn es einem Menschen seelisch nicht gut geht, ist dies häufig auch körperlich spürbar. Aber dies ist keine Einbahnstraße, sondern eine Wechselwirkung. Wenn Sie auf Ihre körperlichen Bedürfnisse achten, können Sie auch Ihr psychisches Wohlbefinden stärken.

Was Sie tun können, um resilienter zu werden:

- Achten Sie auf Ihren Körper: gesunde Ernährung, ausreichend Schlaf, trinken Sie genug, bewegen Sie sich regelmäßig. Suchen Sie nach ersten Ansatzpunkten, kleine Schritte können zu großen Veränderungen führen.
- Üben Sie Achtsamkeit und Entspannung. Es gibt gute, vielfältige Angebote. Probieren Sie es aus und finden Sie eine Methode, die zu Ihnen passt (s. Seite 123). Entspannung ist ein wichtiges Instrument, um sich selbst in Balance zu bringen.
- Vermeiden Sie Alkohol, Drogen oder andere schädliche Substanzen. Leider sind diese kurzfristig »schnelle« Problemlöser, die Schmerz und Probleme betäuben können. Sie wissen, dass das aber bereits mittelfristig wie ein verstärkter Bumerang zu Ihnen zurückkommt.

Und worin liegen der Sinn und Zweck?

Resiliente Menschen versuchen, Ziele zu erreichen. Sie akzeptieren, dass Veränderungen zum Leben dazugehören. Sie sind in der Lage,

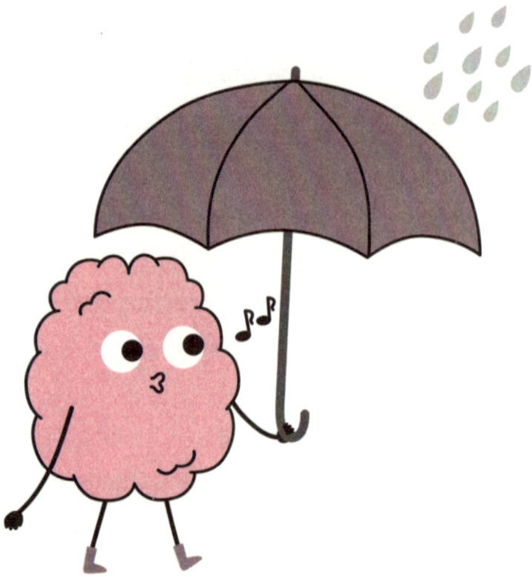

auch in einer widrigen Situation einen Sinn oder eine Lernaufgabe zu entdecken, der sie bereit sind, sich zu stellen.

Was Sie tun können, um resilienter zu werden:
Setzen Sie sich realistische Ziele, die Sie erreichen können. Nehmen Sie sich etwas vor und tun Sie regelmäßig etwas, das Sie Ihren Zielen näherbringt. Sehen Sie eine Schwierigkeit nicht als unlösbares Problem. Suchen Sie immer nach Handlungsmöglichkeiten, die selbst in einer ausweglosen Situation für Sie einen Unterschied machen können. Bedenken Sie, dass es auch einen Unterschied macht, wie Sie gedanklich auf eine Krise reagieren. Lenken Sie Ihre Aufmerksamkeit auf mögliche positive Aspekte (Bedeutung von Freundschaften, eigene Lösungskompetenzen, was Sie aus der Schwierigkeit gelernt haben …).

Kreatives Denken, gute Problemlösung

Auch das nur sehr begrenzt beeinflussbare Intelligenzniveau ist ein Resilienzfaktor. Menschen, die gut Probleme lösen können, über gute Kommunikationsfähigkeiten verfügen und gedanklich flexibel sind – also auch mal um die Ecke denken können -, sind resilienter.

Was Sie tun können, um resilienter zu werden:
Üben Sie, Probleme zu lösen. Legen Sie Ihren Fokus nicht auf die Belastungen des Problems, sondern stellen Sie eine potenzielle Lösung in den Mittelpunkt Ihrer Aufmerksamkeit. Jedes Problem, das Sie bewältigen, stärkt Ihre Kompetenzen in diesem Bereich. Überlegen Sie, wie Sie früher Probleme bewältigt haben, oder auch, wie andere Menschen ihre Probleme erfolgreich lösen. Kreativität ist ein Talent, aber auch dies ist begrenzt trainierbar. Stecken Sie nicht den Kopf in den Sand!

Optimismus und Akzeptanz

Wenn eine Situation nicht zu ändern ist, ist es hilfreich, sie zu akzeptieren und zu verstehen, dass sie nicht umkehrbar ist. Optimismus ist eine Ressource, die Ihnen hilft, sich eine positive Zukunft vorstellen zu können.

Was Sie tun können, um resilienter zu werden:
Entwickeln Sie eine positive Sicht auf sich selbst und vertrauen Sie auf Ihre Fähigkeit, Probleme zu lösen, auf Ihre Instinkte und Ihr Bauchgefühl. Erlauben Sie sich, das Beste zu erwarten. Versuchen Sie sich einmal vorzustellen, wie Ihre optimale Zukunft aussehen kann.

Schmerz-kompetenzen

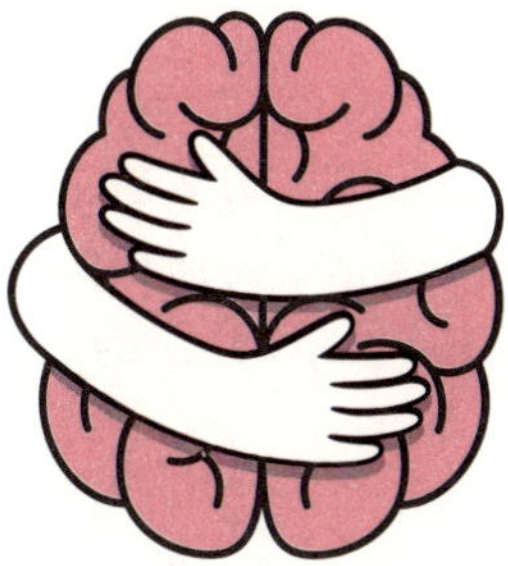

Selbstbewusst dem Schmerz begegnen

1. Schmerzkompetenz
Schmerz verstehen

Schmerz ist eine komplexe und individuelle Erfahrung, die das Leben vieler Menschen stark beeinflusst. In einer Studie des Robert-Koch-Instituts (2021)[18] berichten 61,3 Prozent der Befragten in den letzten zwölf Monaten von Rückenschmerzen, das ist mehr als die Hälfte. Aber es gibt noch mehr Schmerzarten, worunter Menschen leiden:

- Kopfschmerzen (hierzu gehört auch Migräne)
- Nervenschmerzen (bekannt sind Ischias-Beschwerden, oder die Polyneuropathie, die beispielsweise als Folge von Diabetes auftreten kann)
- Tumorschmerzen
- Gelenkschmerzen (besonders bekannte Beispiele sind Arthrose, Rheuma oder Gicht)
- Magen-/Darmschmerzen (Reizdarm)
- Seelische Schmerzen
- Unterbauchschmerzen bei Menstruationsbeschwerden
- Fibromyalgiesyndrom (auch bekannt als »Weichteilrheuma«, welches wechselnde Schmerzpunkte beinhaltet)
- …

Schmerz ist ein allgegenwärtiges und oft sehr belastendes Phänomen, das uns in verschiedenen Formen und Intensitäten begegnet. Schmerzen sind oft Begleiterscheinungen von anderen Erkrankungen, sind aber ebenfalls ein eigenständiges Problem, was häufig unterschätzt wird. Schmerz kann den Alltag stark beeinflussen und die Lebensqualität erheblich einschränken. Doch anstatt Schmerz zu ignorieren oder zu verdrängen, ist es von großer Bedeutung, sich bewusst mit ihm auseinanderzusetzen.

Die Definition von Schmerz: Die Weltschmerzorganisation (IASP) definiert Schmerz wie folgt: »Schmerz ist eine unangenehme sensorische und emotionale Erfahrung, die mit aktueller oder potenzieller Gewebeschädigung einhergeht oder in Begriffen einer solchen Schädigung beschrieben wird.«[19]

Diese allgemein anerkannte Definition legt auch den Fokus auf die Verbindung von Schmerz mit tatsächlicher oder potenzieller Gewebeschädigung, kann aber auch Schmerzen einschließen, die ohne offensichtliche körperliche Ursache auftreten.

Wie funktioniert Schmerz?

Es ist wichtig zu verstehen, was passiert, wenn es wehtut. Wieso? Wenn der Hammer statt des Nagels den Daumen trifft – aua, es schmerzt, ist doch klar, oder?

Ja und nein. Denn selbst wenn der Hammer bei 10 Menschen mit der gleichen Intensität und Geschwindigkeit auf den Daumen trifft, wird es von den zehn Personen wahrscheinlich unterschiedlich empfunden und beschrieben. Wie läuft es also genau ab, wenn es wehtut?

Nozizeptoren – Schmerzsensoren sind überall

Überall im Körper hat der Mensch sogenannte Rezeptoren, die darauf spezialisiert sind, auf bestimmte Reize oder Signale zu reagieren. Es sind Sensoren, die durch bestimmte Reize aktiviert werden und diese Informationen weitergeben. Sinnesrezeptoren auf der Zunge reagieren beispielsweise auf unterschiedliche Geschmacksrichtungen und geben etwa die Information »Süß! Lecker!« weiter. Die Sensoren für Schmerz heißen Schmerzrezeptoren oder Nozizeptoren.

- Thermische Nozizeptoren reagieren auf starke Temperaturreize und geben Alarm, wenn es zu Erfrierungen oder Verbrennungen kommt.
- Chemische Nozizeptoren sind aktiv bei Gewebeschädigungen oder Entzündungen.
- Mechanische Nozizeptoren reagieren auf Einwirkungen wie Druck, Stöße oder Zugkräfte. Sie spielen also eine Rolle bei der Wahrnehmung von Schmerzen durch Verletzungen. Diese Sensoren bemerken nun die Veränderung am Daumen, wenn der Hammer draufknallt, und geben ein Signal ab.
- Nozizeptoren befinden sich nicht nur auf der Haut, sondern selbstverständlich überall im Körper, an Organen, Muskulatur, Gelenken und Knochen. Die Nozizeptoren sind im Körper unterschiedlich verteilt. So sind an den Fingerspitzen deutlich mehr Nozizeptoren als beispielsweise am Oberschenkel.

Die Weiterleitung über das Rückenmark

Die Nozizeptoren leiten ihre Informationen (»Autsch!«) an spezialisierte Nervenzellen weiter, die als Schmerzfasern bezeichnet werden. Diese Schmerzfasern transportieren die Schmerzinformation über das Rückenmark zum Gehirn.

Im Rückenmark treffen die Schmerzsignale auf sogenannte Schmerzschaltstellen oder »Schmerztore«. Diese Schaltstellen wirken wie eine Art Filter oder eine Schranke, die entscheiden, ob das Schmerzsignal weitergeleitet wird oder nicht.

Wird das Schmerzsignal als relevant und wichtig eingestuft, wird es über spezielle Nervenbahnen im Rückenmark zum Gehirn weitergeleitet. Auf dem Weg dorthin können die Schmerzsignale moduliert oder verstärkt werden.

Interessant ist ein Effekt, der bekannt ist als »Musikknochen«. Es gibt eine bestimmte Stelle am Ellenbogen, wenn Sie sich hier stoßen, kribbelt die Hand oder fühlt sich komisch an, obwohl diese doch eigentlich gar nicht betroffen ist. Wie funktioniert das? An der Stelle liegt der Nerv, der eigentlich die Hand versorgt. Wenn der Ellbogen getroffen und dieser Nerv kurzzeitig gereizt oder gedrückt wird, wird der Nerv aktiviert und gibt die Informationen weiter. Im Gehirn ist dieser Nerv – vereinfacht ausgedrückt – aber für die Hand zuständig. Einer der Hand-Nerven meldet sich – also wird der Schmerz an der Hand erlebt. Dieses Phänomen kann auch bei anderen Nervenschmerzen auftreten: der Schmerz wird an einem Ort erlebt, an dem keine Schädigung ist.

Chronischer Schmerz

Wenn Schmerzen länger als drei bis sechs Monate andauern, wird von chronischen Schmerzen gesprochen. Warum ist die Unterscheidung zwischen akutem und chronischem Schmerz so wichtig? Weil sie sich grundlegend unterscheiden. Chronischer Schmerz hat andere Merkmale, Ursachen und Folgen. Daraus ergibt sich auch, dass die Behandlungsprinzipien sich von der Behandlung akuter Schmerzen unterscheiden müssen. Chronische Schmerzen brauchen daher eine andere Behandlung als akute Schmerzen. Wenn dies nicht klar ist, entstehen Missverständnisse, unnötige oder falsche Behandlungen und Untersuchungen, Frustration und Enttäuschungen.

Besondere Merkmale von chronischen Schmerzen

Chronische Schmerzen halten lange an oder kehren immer wieder. Dadurch stören sie das Leben viel mehr und verunsichern die Betroffenen oft stark.

Akute Schmerzen haben die positive Funktion, den Körper vor Schädigung oder Gefahr zu warnen. Diese Warn- oder Schutzfunktion haben chronische Schmerzen nicht mehr. Sie warnen zumindest nicht mehr vor Schädigung, sondern eher vor Überlastung.

Die Schmerzen sind keine Begleiterscheinung eines anderen Problems (Bandscheibenvorfall, Sehnenverletzung), sondern sind zu einer eigenen Erkrankung geworden. So kann beispielsweise eine OP-Narbe gut verheilt sein, trotzdem brennt sie bei Berührungen.

Chronische Schmerzen sind häufig nicht genau lokalisierbar und breiten sich oft aus. Sie können auch »wandern«, mal schmerzt es hier, am nächsten Tag an einem anderen Körperteil. Dies lässt sich einem Arzt deutlich schwerer erklären und mitteilen. Menschen mit chronischen Schmerzen fühlen sich oft unverstanden und wünschen sich mehr Unterstützung und Mitgefühl.

Ursachen und Folgen von chronischen Schmerzen

Es gibt körperliche oder psychische Erkrankungen, die von Beginn an chronisch verlaufen. Sie sind nicht vollständig heilbar. Dazu gehören beispielsweise Rheuma, Arthrose oder chronische Entzündungen, wie beispielsweise die Darmerkrankung Morbus Crohn. Chronische Schmerzen können auch auf Erkrankungen, Verletzungen oder Unfälle zurückgeführt werden. Normale, altersgerechte Verschleißerscheinungen können, müssen aber nicht zu chronischen Schmerzen führen.

Bei chronischen Schmerzen hat sich der Schmerz »verselbstständigt«, bestimmte Faktoren führen dazu, dass nun der Schmerz seine Schutzfunktion verliert und stattdessen eine eigene Schmerzkrankheit geworden ist. Der Körper wird nicht mehr geschädigt. Das Erleben der Schmerzen (Stärke, Ausbreitung und Dauer) gibt keinerlei Hinweise auf eine tatsächliche körperliche Schädigung. Eine Migräneattacke kann unerträglich sein, es kann sich anfühlen, als würde gleich der Kopf zerspringen.

Es gibt eine starke Differenz zwischen den erlebten Schmerzen und den Untersuchungsbefunden. Besonders an der Wirbelsäule kommt es häufig zu Einschränkungen in Form von Rückenschmerzen. Die Schmerzstärke und Intensität stehen allerdings nicht im Zusammenhang mit den Untersuchungsbefunden. Leichte Verschleißerscheinungen können starke Schmerzen hervorrufen, starke Veränderungen an der Wirbelsäule können ohne Schmerzen einhergehen.

Schmerzen führen oft zu Schonung. Bei chronischen Schmerzen ist das in den meisten Fällen aber keine gute Idee. Anders als bei akutem Schmerz (hier ist es durchaus hilfreich, mal ein paar Tage die Füße hochzulegen) kann es zu Muskelabbau und Steifheit in den Gelenken führen, was die Schmerzen und Funktionseinschränkungen oft verschlimmert.

Betroffene warten meist auf eine Wunderheilung – auf die eine Technik, die richtige Therapie, das richtige Heilverfahren, sodass die Schmerzen verschwinden. Dies kann natürlich gelingen, in den meisten Fällen verstärken sich aber negative Gefühle und Frustration. Chronische Schmerzen werden stark durch psychische und soziale Faktoren beeinflusst, sodass in der Behandlung diese auch mitberücksichtigt werden müssen.

Das Schmerzgedächtnis

Das Schmerzgedächtnis bezieht sich auf die Fähigkeit des Gehirns, Schmerzerfahrungen zu speichern und zu erinnern. Es ist ein Phänomen, bei dem das Nervensystem Schmerzsignale verstärken und wiederholte Schmerzen intensiver wahrnehmen kann, selbst wenn die ursprüngliche Verletzung oder Erkrankung bereits abgeklungen ist.

Dieses überempfindlich gewordene und verselbstständigte Schmerzsystem nennt man Schmerzgedächtnis. Es ist wie eine Alarmanlage, deren Empfindlichkeit immer höher eingestellt wird. Es kommt zu Fehlalarmen oder Falschmeldungen, die zu Schmerzen führen. Die Schmerzempfindung ist also echt, denn die Alarmanlage reagiert. Allerdings viel zu empfindsam und teilweise komplett unnötig. So, als würde die Alarmanlage bereits auf einen Windstoß oder ein klapperndes Fenster reagieren und nicht erst auf einen Einbrecher. Selbst geringste Schmerzreize (Hyperalgesie) oder normalerweise nicht schmerzhafte Reize wie Berührung lösen jetzt Schmerzen aus (Allodynie).

Wie funktioniert das? Ein anhaltender Schmerzreiz führt durch wiederholte Reizung der Schmerzfasern zu einer Erhöhung der

Übertragungsstärke an den Synapsen. Synapsen sind die Verbindungsstellen zwischen zwei Nervenzellen. Nun reagieren die Nervenzellen überempfindlich auf Reize und werden immer empfindlicher. Es kann zu einer Verselbstständigung des Schmerznetzwerkes im Gehirn kommen. Der Schmerz kann auf diese Weise »gelernt werden«. Die Schmerzen können sich selbst verstärken und aufrechterhalten. Es gibt Risikofaktoren, die eine Verselbstständigung des Schmerzerlebens begünstigen, leider können wir noch nicht erklären, warum manche Personen von der Schmerzkrankheit betroffen sind und andere nicht.

Nervenzellen können spontan Schmerzsignale aussenden, obwohl die ursprüngliche Schmerzursache beseitigt worden ist.

Wenn Sie von chronischen Schmerzen betroffen sind: Sie leiden nicht unter einer bedrohlichen Erkrankung und Sie werden auch nicht verrückt werden. Lassen Sie sich nicht einreden, dass Sie »ein Weichei« sind oder sich »nicht so anstellen sollen«. Ihr Schmerzerleben ist real – die Auslöser entsprechen aber nicht den üblichen Vorstellungen einer Schmerzreaktion.

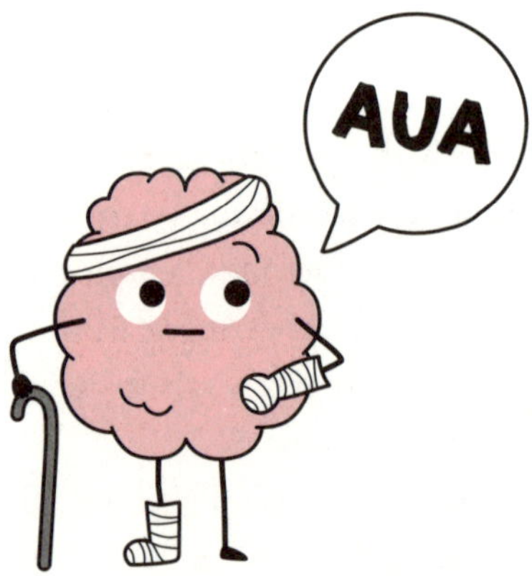

2. Schmerzkompetenz
Den Schmerz ganzheitlich betrachten

Es ist wichtig zu verstehen, dass Schmerzen durch viele Faktoren beeinflussbar sind. Diese Faktoren können in drei Kategorien eingeteilt werden, wie das folgende Schmerzmodell zeigt.

Das biopsychosoziale Schmerzmodell

Das biopsychosoziale Schmerzmodell berücksichtigt die komplexen Wechselwirkungen zwischen biologischen, psychologischen und sozialen Faktoren, die bei der Entstehung, Wahrnehmung und Bewältigung von Schmerzen eine Rolle spielen. Eine erfolgreiche Schmerzbewältigung erfordert eine umfassende Herangehensweise, die sowohl medizinische Maßnahmen zur Linderung der körperlichen Ursachen als auch psychologische Interventionen zur Bewältigung von Schmerzen und soziale Unterstützung zur Förderung des Wohlbefindens umfasst. Zwischen den drei Faktoren gibt es außerdem Wechselwirkungen, denn sie beeinflussen sich gegenseitig und können sich verstärken.

Biologische Faktoren

Biologische Faktoren beziehen sich auf die körperlichen Aspekte von Schmerzen. Es gibt Faktoren, die auf körperlicher Ebene Schmerzverstärker sein können. Dazu gehört vor allem Bewegungsmangel. Schon- oder Fehlhaltungen, die häufig aufgrund von Schmerzen eingenommen werden, können zu einseitigen Muskelverspannungen und auf Dauer zu Fehlhaltungen führen, die auch die Körperstatik verändern können. Ungünstige Lebensweisen, wie eine unausgewogene Ernährung, Übergewicht, Süchte, gestörtes Körpergefühl sind außerdem starke körperliche Risikofaktoren für chronische Schmerzen. Ein fehlendes oder schlecht ausgeprägtes Körpergefühl, wann Erholung und Entspannungspausen notwendig sind, ist sehr ungünstig bei chronischen Schmerzen. Eine falsche medikamentöse Behandlung kann problematisch sein. Auch eine zu hohe oder zu niedrige Schmerzmedikation kann die Schmerzproblematik verstärken und gehört unter kompetente ärztliche Aufsicht.

Chronische Schmerzen führen auf körperlicher Ebene beispielsweise zu einer gesteigerten Schmerzempfindlichkeit, einer verringerten Schmerzhemmung, Muskelverspannungen, reduzierter Leistungsfähigkeit, reduzierter Beweglichkeit, schneller Erschöpfung und schlechtem Schlaf, Muskelabbau und den Nebenwirkungen von Medikamenten.

Psychologische Faktoren

Psychologische Faktoren beziehen sich auf drei Dimensionen von Schmerzen: Gedanken, Emotionen und Verhalten. Zu den psychologischen Schmerzverstärkern gehören:

- Fixierung der Aufmerksamkeit auf den Schmerz
- Dauerhafter Stress
- Niedergedrückte Stimmung
- Schmerzerwartungsangst oder »Durchhalten«
- Schmerzen können für Zuwendung sorgen
- Schmerz ermöglicht Rückzug und Schonung
- Körperschmerz als Ausdruck seelischer Schmerzen

Chronische Schmerzen sind häufig begleitet von Hilflosigkeit, Verlust von Kontrolle, Hoffnungslosigkeit, Ärger, Wut, Aggression, Enttäuschung, Traurigkeit, Depression, Selbstwertproblemen, verändertem Denken (pessimistische Sicht auf die Zukunft), Konzentrationsproblemen, Ängsten.

Soziale Faktoren

Hier geht es darum, wie das Umfeld auf die Schmerzerfahrung reagiert und wie die Schmerzen die Interaktion mit dem Umfeld beeinflussen. Zu den sozialen Risikofaktoren, die eine chronische Schmerzproblematik verstärken können, gehören beispielsweise Konflikte am Arbeitsplatz, der Wunsch nach Berentung, Konflikte in der Familie oder in der Partnerschaft.

Sozialer Rückzug, eine veränderte Freizeitgestaltung, Probleme in der Partnerschaft, der Familie und/oder am Arbeitsplatz, finanzielle Schwierigkeiten und ein veränderter Lebensstandard können Folgen der chronischen Schmerzstörung sein.

Folgende Fragen können Ihnen helfen, Ihr eigenes biopsychosoziales Schmerzmodell zu entwickeln.

Biologische Ebene

Welche körperlichen Faktoren beeinflussen Ihr Schmerzerleben?

Gibt es Aktivitäten oder Bewegungen, die Ihr Schmerzerleben verstärken?

Wie schätzen Sie Ihre allgemeine körperliche Gesundheit ein, gibt es Risikofaktoren, die Ihren Schmerz beeinflussen?

___

___

Psychologische Ebene

Haben Sie Ängste, Sorgen oder negative Gedanken bezüglich Ihrer Schmerzen?

___

___

Welche Verhaltensweisen haben Sie ausprobiert, um mit Ihren Schmerzen anders umzugehen?

___

___

Soziale Faktoren

Beeinflussen Schmerzen Ihre Beziehungen, Ihre Arbeit oder Ihre Freizeitaktivitäten?

___

___

Erhalten Sie ausreichend soziale Unterstützung von Familie, Freunden oder anderen Unterstützungsnetzwerken?

Gibt es soziale Einschränkungen aufgrund Ihrer Schmerzen?

Wechselwirkungen untereinander

Was denken Sie, wie diese verschiedenen Dimensionen miteinander interagieren und Ihre Schmerzen beeinflussen?

Welche Zusammenhänge zwischen einem Bereich mit einem anderen sind Ihnen aufgefallen?

3. Schmerzkompetenz

Schmerzen analysieren

Es ist wichtig, den eigenen Schmerz gut beschreiben und auch benennen zu können. Eine effektive Kommunikation mit medizinischem Fachpersonal kann eine angemessene Diagnosestellung und Behandlungsplanung vereinfachen. Wenn Sie Ihren Schmerz gut in Worte fassen können, können Sie sich bewusster damit auseinandersetzen. Denken Sie an den Effekt, wenn Harry Potter Lord Voldemort bei seinem Namen nennt, anstatt den großen bösen Gegenspieler »Du-weißt-schon-wer« zu nennen.

Den Schmerz messbar machen

Jedes Schmerzerleben ist subjektiv, trotzdem möchte ich Ihnen eine einfache und zugängliche Methode vorstellen, um den individuellen Schmerzgrad zu erfassen: die visuelle Analogskala (VAS). Sie besteht aus einer Linie, auf der eine Skala von beispielsweise »kein Schmerz« bis »stärkster vorstellbarer Schmerz« dargestellt ist. Der Betroffene wird gebeten, seinen Schmerz auf dieser Skala einzuschätzen, indem er einen Punkt oder eine Markierung an der entsprechenden Stelle setzt.

kein Schmerz — stärkster vorstellbarer Schmerz

Aus Gründen der Praktikabilität kann auch eine sogenannte numerische Skala angewendet werden. Hier gibt die betroffene Person die Schmerzstärke auf einer Skala von 0 bis 10 an. Dieses Messinstrument kann keinen objektiven, naturwissenschaftlichen Kriterien standhalten. Die Antwort 6 kann bei dem einen Patienten schon recht erträglich sein, da er sonst meistens 8 bis 9 antwortet, bei einer anderen Patientin ist 6 ein Hinweis auf eine sehr starke Schmerzstärke, da sie die Außenbereiche meidet.

Ein großer Vorteil dieser Messung ist, dass eine größere Sensibilität für individuelle Unterschiede erkennbar wird und man eine feinere Abstufung der Schmerzintensität abbilden kann. Ich habe mit einem Patienten, der seine Schmerzstärke kontinuierlich bei 9 angab, beispielsweise vereinbart, die Skala noch weiter zu differenzieren, sodass Unterschiede von 8,7 bis 9,6 abbildbar waren.

Die Schmerzskala kann Veränderungen der Schmerzintensität im Verlauf der Zeit oder auch als Reaktion auf bestimmte Einflussfaktoren darstellen.

Auf einer Skala von 1 bis 10, wie stark sind Ihre Schmerzen in diesem Moment?

Nehmen Sie den Schmerz unter die Lupe!

Das Schmerzerleben ist individuell. Folgende Kriterien helfen, den Schmerz besser zu verstehen:

- **Lokalisation und Ausbreitung:** Wo genau tut es weh? Wo ist der Schmerz am stärksten? Strahlt der Schmerz aus? Gibt es einen Schmerzmittelpunkt? Welche Form hat der Schmerz? Ist es eine Fläche, ein Raum? Hat der Schmerz klare Grenzen oder »franst er aus«, strahlt aus, verstärkt sich am Rand?

- **Schmerzverlauf:** Haben Sie Dauerschmerzen? Haben Sie Schmerzattacken? Gibt es schmerzfreie Phasen? Variiert die Schmerzstärke?
- **Schmerzqualität:** Schmerz unterscheidet sich nicht nur in der Intensität, sondern in der Qualität. Wie ist der Schmerz? Manchmal ist es gar nicht so einfach, das eigene Erleben zu beschreiben. Es lohnt sich aber, eine Beschreibung zu finden, denn das macht den Schmerz greifbarer und kann das Kontrollgefühl verändern. Mit der folgenden Liste[20] von Adjektiven können Sie beschreiben, wie Sie Ihre Schmerzen empfinden.

Ich empfinde meine Schmerzen als …									
	Trifft genau zu	Trifft weitgehend zu	Trifft ein wenig zu	Trifft nicht zu		Trifft genau zu	Trifft weitgehend zu	Trifft ein wenig zu	Trifft nicht zu
	3	2	1	0		3	2	1	0
dumpf					heiß				
drückend					brennend				
pochend					elend				
klopfend					schauder-haft				
stechend					scheußlich				
ziehend					furchtbar				

- **Schmerzstärke:** Wie stark ist der Schmerz (meist angegeben auf einer Skala von 1 bis 10)?

- **Auswirkungen des Schmerzes:** Inwiefern beeinträchtigen Ihre Schmerzen Ihren Alltag? Beeinträchtigt der Schmerz Ihr Freizeitverhalten? Sind Sie aufgrund der Schmerzen arbeitsunfähig, ist Ihre Arbeitsfähigkeit eingeschränkt?
- **Aktuelles Befinden:** Wie ist Ihre Stimmung? Wie fühlen Sie sich? Gibt es psychische Beeinträchtigungen (Ängste, Depressionen …) Was macht der Schmerz mit Ihrer Gefühlswelt?
- **Visualisierung des Schmerzes:** In manchen Fällen kann es hilfreich sein, dem Schmerz so etwas wie eine Gestalt zu geben: Welche Farbe, welche Form, welche Textur hat der Schmerz? Gibt es ein Symbol, eine Figur, die den Schmerz beschreibt?

Schmerztagebuch

Ein Schmerztagebuch ist ein Instrument, um den eigenen Schmerzverlauf und dessen Auslöser sowie begleitende Faktoren festzuhalten und zu analysieren.

Indem man regelmäßig Notizen über den Schmerz macht, kann man wertvolle Informationen über die Intensität, Dauer und Lokalisation des Schmerzes erhalten. Darüber hinaus können auch begleitende Faktoren wie Aktivitäten, Stress, emotionale Zustände, Schlafmuster und Medikamenteneinnahme aufgezeichnet werden. Dies bietet eine sehr strukturierte Möglichkeit, den Zusammenhang zwischen diesen verschiedenen Faktoren und dem Schmerzerleben zu entdecken.

»Aber ich weiß doch, wann ich Schmerzen habe.« Ja und nein. Wissen Sie noch genau, was Sie letzten Dienstag mittags gegessen haben? Wenn es besonders köstlich war, sehr wahrscheinlich, aber ansonsten gibt es eine relativ große Wahrscheinlichkeit, dass Sie es nicht mehr wissen oder es mit einem anderen Wochentag verwechseln. Obwohl der Schmerz viel Raum im Leben einnehmen kann, kann es trotzdem sein, dass mögliche Einflussfaktoren und Schwan-

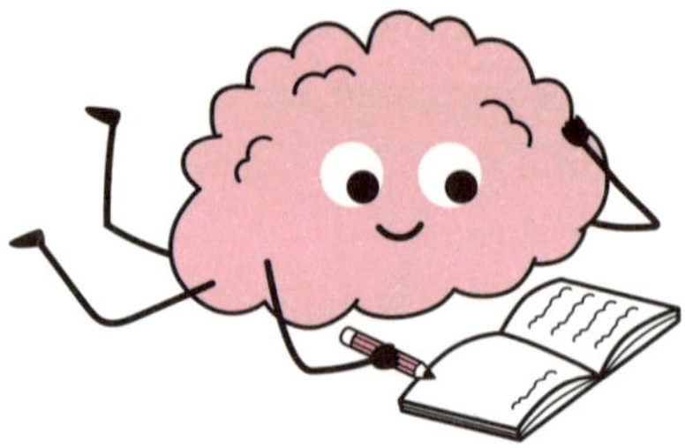

kungen im Schmerzerleben nicht klar wahrgenommen werden. Dabei helfen Protokolle.

Die Aufzeichnung im Schmerztagebuch ermöglicht es Betroffenen, Muster und Zusammenhänge zwischen bestimmten Aktivitäten, Stressoren oder anderen Einflussfaktoren und dem Auftreten oder der Verstärkung von Schmerzen zu erkennen. Auf diese Weise kann man besser verstehen, welche Faktoren den Schmerz beeinflussen und welche möglicherweise zur Linderung beitragen können. Wenn es Schwankungen im Schmerzerleben gibt, gibt es mit einer sehr hohen Wahrscheinlichkeit Einflussfaktoren auf den Schmerz. Das können auch Faktoren sein, die Sie nicht beeinflussen können (Wetter, Verhalten von anderen), aber sie zu kennen kann Ihnen trotzdem den Umgang mit Schmerzen erleichtern. Vielleicht sind es mehrere Faktoren, die in Wechselwirkung miteinander stehen.

Ein Schmerztagebuch kann auch dabei helfen, den Verlauf der Schmerzen über einen längeren Zeitraum zu beobachten und Fortschritte oder Rückschläge bei der Schmerzbewältigung zu dokumentieren. Durch das regelmäßige Führen eines Schmerztagebuchs kann man somit eine größere Sensibilität für den eigenen Körper und die individuellen Schmerzmuster entwickeln.

Beispiele für Schmerztagebücher

Ich entwickle oder überlege mir mit meinen Patienten gerne individuell, wie ein hilfreiches Schmerztagebuch aussehen kann. Dabei ist mir wichtig, dass mit der Dokumentation eine klare Zielsetzung verbunden ist. Der Aufwand muss im Verhältnis stehen zum erwarteten Gewinn. Wenn es um eine reine Verlaufsbeobachtung geht (z. B. wie häufig ist der Kopfschmerz), reicht vielleicht ein Kreuz im Kalender oder nur die Schmerzstärke (1–10). Manchmal ist es wichtig, Schwankungen des Schmerzerlebens im Tagesverlauf zu entdecken, sodass sogar eine stündliche Dokumentation hilfreich sein kann. Wenn es darum geht, Hypothesen zu entwickeln oder zu überprüfen (Spielt Ernährung eine Rolle? Welchen Einfluss hat Bewegung? Welche Auswirkungen hat die Stimmung?), ist es wichtig, die entsprechenden Faktoren mitzudokumentieren. Wenn es möglich ist, am besten die Dokumentation vereinfachen (Smileys, Schulnoten, ++. +, 0, -, --; …) und es gibt immer eine Spalte für Bemerkungen. Hier wird alles notiert, was beim Dokumentieren auffällt, z. B. um besondere Ereignisse, die starke Schwankungen erklären, zu identifizieren.

Das Schmerztagebuch ist sehr gut geeignet, neue Behandlungsansätze zu überprüfen. Idealerweise dokumentieren Sie vor der Umstellung erst mal den aktuellen Istzustand, eine Baseline-Erhebung. Abhängig von der Fragestellung bedeutet eine solche Erhebung beispielsweise, zwei Wochen vor der neuen Medikamentengabe die Schmerzintensität zu dokumentieren. Sie kann aber auch bedeuten, dass Sie die Schmerzstärke dokumentieren, bevor Sie den Wärmeumschlag machen, währenddessen und danach.

Im Internet gibt es viele Vorlagen, die Ihnen helfen können, ein eigenes Schmerztagebuch zu führen.

4. Schmerzkompetenz Schmerzbewältigung

In der Behandlung chronischer Schmerzen wird betont, dass Schmerzfreiheit oft nicht das primäre Ziel ist. Dies mag zunächst überraschend klingen, da die meisten Menschen danach streben, Schmerzen vollständig zu beseitigen. Ein sehr verständlicher Wunsch. Denken Sie noch einmal daran, dass chronische Schmerzen nur bedingt mit akuten Schmerzen zu vergleichen sind. Forschungsergebnisse und klinische Erfahrungen zeigen, dass es bei der chronischen Schmerzerkrankung wichtig ist, alternative Ziele zu formulieren, um eine ganzheitliche Behandlung und eine bessere Lebensqualität zu erreichen.

Ziele in der Schmerzbehandlung

Therapieziele sollten immer individuell zu dem Patienten oder der Patientin passen und auch mit ihm oder ihr abgestimmt sein. Sie können je nach den Bedürfnissen und Möglichkeiten der Person variieren, aber sie sollten immer realistisch und auf die ganzheitliche Betrachtung im Sinne des biopsychosozialen Krankheitsmodells ausgerichtet sein. Worum geht es also? Hier einige typische Beispiele für Therapieziele innerhalb der Schmerzbehandlung:

Im Bereich des körperlichen Befindens

- Weniger Schmerzen haben
- Die eigene Belastungsgrenze erkennen
- Einschränkungen akzeptieren können
- Schlaf verbessern

- Sich im Körper (wieder) wohlfühlen
- …

Im psychologischen Bereich (Gefühle, Einstellungen, Denken, Verhalten):

- Balance zwischen Schonung und übermäßiger Aktivität finden
- Weniger Katastrophengedanken
- Verbesserung des Selbstwertgefühls
- Aufmerksamkeit von den Schmerzen weglenken können
- Angst vor Schmerzen (z. B. durch Bewegung) abbauen
- …

Im sozialen Bereich

- Berufliche Situation klären
- Nein sagen können
- Freizeit (wieder) aktiver gestalten
- Beziehungen klären oder verbessern
- Finanzielle Situation klären
- …

Multimodale Schmerzbehandlung

Multimodal ist der Goldstandard in der Behandlung chronischer Schmerzen. Es ist ein ganzheitlicher Ansatz zur Bewältigung von Schmerzen, bei dem verschiedene Therapiemethoden kombiniert werden, um die bestmögliche Behandlung für den Patienten zu erreichen. Diese Behandlungsform berücksichtigt die biologischen, psychologischen und sozialen Aspekte von Schmerzen und zielt darauf ab, die Schmerzbelastung zu reduzieren und die Lebensqualität des Patienten oder der Patientin zu verbessern.

Ein großer Pluspunkt der multimodalen Schmerzbehandlung liegt in der ganzheitlichen Betrachtung des Betroffenen. Jede Berufsgruppen schaut durch eine andere Brille auf den Patienten: Der Physiotherapeut sieht das schwierige Gangbild, der Arzt hat ein

Medikament im Kopf, das gut helfen könnte, der Psychologe sieht die Bewegungsängste des Patienten und der Sozialarbeiter sieht die Notwendigkeit, einen Familienhelfer zu organisieren. Durch die unterschiedlichen Kompetenzen und Behandlungsangebote bekommt die betroffene Person idealerweise ein maßgeschneidertes, zu ihm oder ihr passendes Behandlungsangebot. Durch die Einbeziehung der psychologischen und sozialen Aspekte von Schmerzen wird er oder sie unterstützt, die Schmerzen besser zu verstehen, mit ihnen umzugehen und sich aktiv an der eigenen Genesung zu beteiligen.

»Unter Gesundheit verstehe ich nicht
Freisein von Beeinträchtigungen,
sondern die Kraft, mit ihnen zu leben«

Johann Wolfgang von Goethe

Functional Restoration

Functional Restoration zielt darauf ab, Menschen dabei zu helfen, ihre körperliche Funktionalität wiederherzustellen und ihren Alltag wieder aktiv und selbstbestimmt zu gestalten. Der Fokus liegt auf der Verbesserung der körperlichen Leistungsfähigkeit, der Bewältigung von alltäglichen Aufgaben und der Rückkehr zu einer aktiven Lebensweise.

Der Ansatz basiert auf dem Verständnis, dass Schmerzen oft mit einem Verlust an körperlicher Funktionalität und Aktivität einhergehen. Durch Schonhaltungen, Vermeidungsverhalten und eingeschränkte Bewegungsmuster kann sich der Schmerz verstärken und negative Auswirkungen auf den gesamten Körper haben. Dieses Muster gilt es zu durchbrechen, um nicht nur die körperlichen Funktionen wiederherzustellen, sondern auch die Lebensqualität zu verbessern.

Elemente der Schmerzbehandlung

Unterschiedliche Therapieansätze und Techniken werden miteinander kombiniert, die einzelnen Bausteine können variieren und unterschiedliche Schwerpunkte haben.

- **Medizinische Behandlung:** Sie umfasst die Verwendung von Medikamenten wie Schmerzmitteln, entzündungshemmenden Medikamenten oder Muskelrelaxantien, um die Schmerzen zu lindern. Auch invasive Verfahren wie Injektionen oder Nervenblockaden können eingesetzt werden.
- **Informationsvermittlung und Schulungen:** Ein gutes Verständnis des eigenen Schmerzerlebens erleichtert die Therapie und den Umgang mit Schmerzen. Dies erfolgt auf der Basis des biopsychosozialen Krankheitsmodells mit Inhalten zur Schmerzerkrankung und Bezug zur individuellen Problematik.
- **Körperliche Aktivierung:** Unter Berücksichtigung der individuellen Einschränkungen wird die körperliche Aktivität gesteigert. Dies erfolgt über Bewegungs- oder Sporttherapie. Körperhaltungsschulungen (z. B. Rückenschule) helfen, Alltagsaktivitäten eventuell anzupassen. Gezielte Übungen können die Muskelkraft, Beweglichkeit und die Funktionalität verbessern.
- **Körperwahrnehmungstraining:** Da es vielen Patientinnen und Patienten mit Schmerzproblemen schwerfällt, die eigenen Leistungsgrenzen (rechtzeitig) zu erkennen, ist es wichtig, die eigene Körperwahrnehmung zu verbessern. Dies kann außerdem die Differenzierung der eigenen Symptomatik verbessern.
- **Ressourcenstärkung:** Eigene Ressourcen im Umgang mit Schmerzen und deren Beeinträchtigungen müssen manchmal erst entdeckt werden. Es wird versucht, diese zu stärken und auszubauen. Dies erhöht die eigene Kontrollfähigkeit und auch das Gefühl, das Schmerzerleben beeinflussen zu können.
- **Entspannungs- und Stressbewältigungstraining:** Gerade Stress kann einen großen Einfluss auf das Schmerzerleben haben. Da-

her ist es wichtig, Betroffenen Strategien zur Stressbewältigung an die Hand zu geben. Entspannungsübungen sind außerdem ein wirkungsvolles Mittel in der Schmerztherapie.

- **Sozialberatung:** Zur Wiederherstellung oder Verbesserung der Arbeitsfähigkeit können eine arbeitsplatzorientierte Beratung oder Trainingsprogramme unter Einbezug ergotherapeutischer Maßnahmen erfolgen. Je nach individueller Fragestellung können unterschiedliche Unterstützungsmöglichkeiten aufgezeigt oder angestoßen werden.

Schmerzmedikamente

Wussten Sie, dass Schmerzmedikamente (oder Analgetika) die am meisten verkauften Medikamente sind? In richtiger Dosierung sind Schmerzmittel sehr sinnvoll und notwendig. Manche Menschen lehnen Schmerzmedikamente aus unterschiedlichen Gründen ab oder nehmen sie nur im äußersten Notfall. Ich kann das gut verstehen, denn natürlich stellen die Schmerzmedikamente auch eine Herausforderung für den Körper dar. Aber machen Sie sich klar: Der Schmerz stellt vielleicht eine noch größere Herausforderung für den Körper dar. Hier gilt es, gut abzuwägen und sich für das kleinere Übel zu entscheiden, was aus meiner Sicht in den meisten Fällen das passende Schmerzmittel ist.

Wichtig ist, dass die richtige Dosierung und Auswahl der Schmerzmittel erfolgt. Halten Sie sich an die Verordnung von Ärztinnen und Ärzten. Diese sollte so niedrig wie möglich, aber auch so hoch wie nötig sein. Prüfen Sie das, am besten mithilfe eines Schmerztagebuchs.

Die Wirkung von Schmerzmitteln ist nicht nur abhängig von der Erkrankung, sondern kann individuell sehr unterschiedlich sein. Welches Schmerzmedikament ausgewählt wird, ist abhängig von der Erkrankung, der Schmerzursache, Begleiterkrankungen,

Verträglichkeit und auch von früheren Erfahrungen des Patienten mit Medikamenten. Das bedeutet, dass nicht jedes Medikament bei jedem Patienten oder jeder Patientin die gleiche Wirkung hat.

Die regelmäßige Einnahme von Schmerzmitteln sollte nur erfolgen, wenn eine deutliche Schmerzreduktion von mindestens 30, besser noch von 50 Prozent erfolgt. Wenn ein Medikament nicht die erwünschte Schmerzlinderung (oder Bewegungsfähigkeit) bringt, sollte es abgesetzt werden. Aber Achtung! Manche Medikamente können Entzugssymptome hervorrufen und sollten nicht plötzlich abgesetzt werden.

Schmerzmittel werden am häufigsten missbräuchlich eingenommen. Manchmal gibt es für die betroffenen Personen keine Alternativen, die Unwissenheit ist groß oder sie fühlen sich hilflos. Dann ist der Griff zum Medikament leicht, auch wenn sie vielleicht nicht wirklich wirken.

Denken Sie an das biopsychosoziale Störungsmodell – eine Behandlung chronischer Schmerzen, die sich nur auf Medikamentengabe konzentriert, greift in der Regel zu kurz.

5. Schmerzkompetenz
Psychologische Schmerzbewältigung

Die Psychologie ist ein wichtiger Bestandteil der multimodalen Schmerzbehandlung, auf deren Bestandteile ich hier näher eingehen möchte. Psychologische Schmerzbehandlung kann sehr unterschiedlich aussehen, je nachdem, welche individuellen psychologischen Schmerzverstärker vorhanden sind. Gerade bei chronischen Schmerzen spielt der Umgang mit Stress eine große Rolle. Da ich zu diesem Thema bereits ein eigenes Kapitel geschrieben habe (s. Seite 99 ff.), werde ich hier nicht weiter darauf eingehen. Schlaf, Ängste, Selbstwert, schwierige Erfahrungen, die gemacht wurden, schwierige Denkmuster, mangelnde Entspannungsfähigkeit … Die Liste möglicher Schmerzverstärker ist lang. Leider ist es in der Vergangenheit oft so gelaufen, dass Patient:innen erst dann zum Psychologen geschickt wurden, wenn auf körperlicher Ebene alle Methoden ausgeschöpft waren. Dies führte dazu, dass Betroffene die Überweisung zum Psychologen häufig als Bestätigung empfunden haben, dass vielleicht der Schmerz nur eingebildet oder ihr Empfinden unangemessen sei.

Folgende Fragen können einen ersten Anhaltspunkt liefern, inwieweit Belastungen und Stress eine Rolle spielen:

Welche Themen oder Bereiche belasten Sie gerade? Gibt es Konflikte oder anderes, was Sie gerade so richtig stresst?

Was können Sie tun, um diese Belastungen etwas abzuschwächen? Wer könnte Ihnen helfen?

____

____

Seelische Schmerzen

Es gibt eine Wechselwirkung zwischen dem emotionalen Zustand einer Person und ihrem körperlichen Wohlbefinden. Diese Verbindung ist individuell unterschiedlich. Seelische oder psychische Belastungen wie Stress, Angst, Depression, Trauer oder psychische Konflikte können körperliche Schmerzen auslösen oder verstärken.

Emotionale Spannungen können die Muskelverspannungen und den Blutdruck erhöhen, das Immunsystem beeinträchtigen und Entzündungsprozesse im Körper verstärken. Dies kann erklären, wie es zu einer erhöhten Schmerzempfindlichkeit kommt und warum bestehende Schmerzzustände sich verschlimmern.

Stellen Sie sich vor, ein Kind hat vor der Mathearbeit starke Bauchschmerzen, kurz vor der Prüfung bekommt es außerdem starken Durchfall. Hier ist sicherlich für jeden nachvollziehbar, dass nun kein Verdacht auf eine Blinddarmentzündung besteht, sondern die Symptome auf die Schwierigkeit der Matheaufgaben zurückzuführen sind. Die Symptomatik wird ausgelöst durch die psychische Situation, der Schmerz und der Durchfall sind aber trotzdem real und keinesfalls eingebildet. Hier wäre mein erster Behandlungsvorschlag Mathenachhilfe.

Ablenkung und einen neuen Fokus finden

Meistens nimmt der Schmerz sehr viel Raum im Leben der Betroffenen ein. In der psychologischen Schmerzbewältigung kann es darum gehen, Ablenkungsstrategien zu erlernen. Dies kann mithilfe der Hypnotherapie erfolgen, wodurch gelernt wird, den Schmerz in einen neuen Kontext zu setzen.

Wenn ich jemandem sage: »Denk nicht so sehr an deinen Schmerz«, wird die Person das wahrscheinlich nicht gut umsetzen können. Wenn ich der Person allerdings eine spannende, herausfordernde oder fesselnde Aufgabe gebe, die volle Aufmerksamkeit erfordert, sieht es schon anders aus. Weil die Scheinwerfer der Aufmerksamkeit auf ein anderes Thema gelenkt sind, wird die Präsenz des Schmerzes geringer. Nicht jede Aufgabe oder Übung ist fesselnd genug, um als Ablenkungsstrategie zu funktionieren. Gerade weil Schmerzpatient:innen manchmal körperliche Einschränkungen haben und sich von alten Gewohnheiten verabschieden müssen, empfehle ich, neue Herausforderungen, neue Hobbys, Themen und Interessen auszuprobieren und idealerweise ins Leben zu integrieren.

Durchhalter und Vermeider

Es geht darum, den schmalen Grat zwischen zwei gegensätzlichen Ansätzen zu treffen. Es ist wichtig, körperliche Bewegung nicht zu vermeiden, sondern aus dem Schonverhalten raus in die Bewegung zu kommen. Gleichzeitig ist es wichtig, den Körper nicht zu überlasten, eigene Leistungsgrenzen zu kennen und eine gute Pausen- und Erholungskultur zu haben. Was ist zu viel, was ist zu wenig? Ich weiß es nicht, die Antwort darauf können Sie nur in den Rückmeldungen Ihres Körpers finden. Dafür müssen manche Menschen erst lernen, gut auf die Signale des Körpers zu hören und diese dann auch umzusetzen.

Durchhalter

»Ich beiße die Zähne zusammen, das muss ich jetzt noch zu Ende machen.« Menschen, die zu sehr durchhalten, gehen über die Schmerzgrenze hinweg, bis der Körper sie regelrecht zwingt, aufzuhören. Und glauben Sie mir, der Körper kann das. Der Schmerz soll das »normale Leben« so wenig wie möglich beeinträchtigen, ein verständlicher Wunsch. Wenn die körperliche Aktivität jedoch nicht an die eigene Leistungsfähigkeit angepasst ist, steigt der Frust und die Durchhaltestrategie führt häufig zum Gegenteil: stärkeres Schmerzerleben, längere Schonungsphasen und mehr Medikation. Langfristig nimmt mit dieser Strategie die Frustration zu und die Leistungsfähigkeit gleichzeitig ab. Häufig beginnt ein Teufelskreis, denn sobald es den Menschen besser geht, wird versucht, alles aufzuholen, was liegen geblieben ist.

Folgende Aussagen können Ihnen helfen, eigene Durchhalte-Strategien zu entdecken:

Stimmen Sie den Aussagen zu? Antworten Sie mit »Stimmt« oder »Stimmt nicht«	**Stimmt**	**Stimmt nicht**
1. Wenn ich während einer körperlichen Aktivität Schmerzen verspüre, ignoriere ich sie oft und mache einfach weiter.		
2. Es fällt mir schwer, mich bei der Arbeit krankzumelden.		
3. Ich mache selten Pausen.		
4. Ich möchte Dinge zu Ende machen, die ich einmal angefangen habe.		
5. Nach körperlicher Aktivität habe ich oft sehr starke Schmerzen.		

6. Es fällt mir schwer, Nein zu sagen, und ich möchte es den anderen recht machen.		
7. Um meine Ziele zu erreichen, muss ich meine körperlichen Grenzen überwinden.		
8. Ich mache oft mehr, als ich müsste.		

Je häufiger Sie die Antwort »Stimmt« angekreuzt haben, umso wichtiger ist es, dass Sie Ihre eigenen Durchhaltestrategien überdenken und verändern.

Vermeider

Bewegungsängste und Vermeidungsverhalten sind häufige Herausforderungen bei Schmerzpatienten. Bewegungsängste entstehen oft aufgrund der Angst vor Schmerzen oder der Sorge, dass körperliche Aktivität den Schmerz verschlimmern könnte. Dies kann zu einem Teufelskreis führen, in dem Betroffene sich immer mehr zurückziehen und körperliche Aktivitäten vermeiden.

Bei akuten Schmerzen ist es häufig notwendig, sich körperlich zu schonen. Bei chronischen Schmerzen ist das etwas anderes. Angst vor »falschen« Bewegungen und generell Angst vor Bewegungen, die die Schmerzen verstärken, ist ein häufiges Problem bei Menschen mit chronischen Schmerzen. »Ich will nicht noch was kaputt machen.«

Auch Situationen, die mit Schmerzen in Verbindung gebracht werden, werden vermieden. Das kann dazu führen, dass nicht nur bestimmte Bewegungen und körperliche Anstrengungen, sondern sogar soziale Aktivitäten vermieden werden.

Eine andauernde Schonhaltung kann zu Muskelverspannungen, Fehlhaltungen, Durchblutungsstörungen und einem generellen Abbau der Muskelkraft führen, was leider das Gegenteil bewirkt – die Schmerzen verstärken sich. Soziale Isolation und der Verlust von Lebensqualität haben außerdem negative Auswirkungen auf das Schmerzerleben.

Menschen sind für Bewegung gemacht, ein Wechsel von Belastung und Erholung ist wichtig, um die normalen körperlichen und seelischen Prozesse aufrechtzuerhalten. Nur so bleiben unser Herz-Kreislauf-System, das Skelett und die Muskulatur gesund und belastbar.

Die Fähigkeit, zum richtigen Zeitpunkt Pause zu machen

Hier einige Tipps, um die Balance zwischen Aktivität und Schonung zu finden:

- **Teilen Sie Ihre Aktivitäten und Aufgaben in machbare Schritte ein:** Manchmal kann der Gedanke an eine große Aufgabe oder Aktivität überwältigend sein und zu Vermeidungsverhalten führen. Teilen Sie stattdessen die Aufgabe in kleinere, überschaubare Schritte ein. Auf diese Weise können Sie schrittweise vorgehen und Ihre Erfolge auf dem Weg zum Ziel feiern.
- **Setzen Sie realistische Ziele:** Es ist wichtig, realistische Ziele zu setzen, die Ihren individuellen Fähigkeiten und Bedürfnissen entsprechen. Wenn Sie sich zu viel auf einmal vornehmen, besteht die Gefahr, dass Sie sich überfordert fühlen und zur Vermeidung neigen. Starten Sie mit kleinen Zielen und steigern Sie sich nach und nach, während Sie Fortschritte machen.
- **Verteilen Sie körperliche Anforderungen über den Tag und über die Woche:** Statt alle körperlichen Anforderungen auf einmal zu bewältigen, verteilen Sie diese über den Tag und die Woche. Überlegen Sie, wie Sie Ihre Aufgaben in machbare Portionen einteilen können. Ein Fenster zu putzen ist machbarer, als das ganze Haus zu putzen. Muss es der Wocheneinkauf sein oder ist es besser, alle zwei Tage weniger Teile einzukaufen? Seien Sie kreativ und probieren Sie Neues aus!
- **Identifizieren Sie Ihre persönlichen Warnsignale:** Achten Sie auf Ihre körperlichen und emotionalen Warnsignale, die darauf hinweisen, dass Sie an Ihre Belastungsgrenze gelangen. Nutzen

Sie diese Hinweise, denn dann ist es Zeit, eine Pause einzulegen oder die Aktivität zu reduzieren. Lernen Sie nicht nur, Ihre eigenen Grenzen zu erkennen, sondern auch, diese zu respektieren.

- **Planen Sie Belastungswechsel ein:** Vermeiden Sie einseitige Belastung und setzen Sie auf abwechslungsreiche Aktivitäten. Wechseln Sie zwischen körperlichen, geistigen und emotionalen Anforderungen, um Ihre Aufmerksamkeit und Energie auf verschiedene Aspekte Ihres Lebens zu lenken. Manchmal ist es bereits hilfreich, langes Sitzen am PC durch kleine Bewegungseinheiten zu unterbrechen.
- **Gestalten Sie Ihre Pausen gezielt:** Pausen sind wichtig, um sich zu erholen und neue Energie zu tanken. Planen Sie bewusst Pausen, um Ihren Akku wieder aufzuladen. Überlegen Sie bereits vorher, welche Aktivitäten Ihnen Freude bereiten und Ihnen notwendige Energien geben können.

Es ist schmerzhaft, wenn die eigene Leistungsfähigkeit reduziert ist: »Früher konnte ich das mit links.« Trotzdem empfehle ich Ihnen, dass Sie lernen, die eigenen Ansprüche an Ihre Möglichkeiten anzupassen und diese bestmöglich einzusetzen.

Lernen Sie, sich zu entspannen!

Entspannung ist ein zentraler Behandlungsbaustein in der Schmerzbehandlung. Kein Wunder, denn es ist nicht nur ein Allzweckmedikament, sondern wirkt auf psychischer und auf körperlicher Ebene. Es ist außerdem eine gute Methode, um Pausen sinnvoll zu nutzen. Haben Sie bereits ein Entspannungsverfahren kennengelernt, das Ihnen hilft? Großartig. Wenden Sie es regelmäßig an und genießen Sie das angenehme Gefühl von Entspannung. Nutzen Sie es immer dann, wenn Sie ins Ungleichgewicht geraten.

Sie haben bereits ein Entspannungsverfahren ausprobiert, doch das ist nichts für Sie? Das passiert häufig. Geben Sie nicht auf, die Entspannungsmöglichkeiten sind riesig. Es gibt ein großes Kursangebot, viele Audio- und Videoformate. Es ist völlig in Ordnung, dass es Entspannungsmethoden gibt, die nicht zu Ihnen passen. Sie dürfen aber darauf vertrauen, dass Entspannung ein wirklich sehr hilfreiches Instrument ist. Machen Sie sich auf den Weg und probieren Sie unterschiedliche Formate aus. Den Schlüssel in die Welt der Entspannung zu haben kann ein großer Schatz sein, den es sich lohnt, zu entdecken.

PROBIER MAL AUS!

10 Tipps zur aktiven Schmerzbewältigung

1. **Informieren Sie sich!** Werden Sie zur Expertin oder zum Experten für Ihre eigene Schmerzerkrankung. Informieren Sie sich über sinnvolle Behandlungsmöglichkeiten, holen Sie sich bei komplizierten Fragestellungen (z. B. Operation: ja oder nein) eine zweite Meinung, damit Sie für sich fundierte Entscheidungen treffen können.
2. **Bleiben Sie in Bewegung!** Trotz Schmerzen ist es wichtig, körperlich aktiv zu bleiben. Finden Sie geeignete, alternative Bewegungsformen, die Ihren Schmerzen angepasst sind, und integrieren Sie diese regelmäßig in Ihren Tagesablauf. Fragen Sie Ihre Behandler, welche Bewegungen für Sie sinnvoll sind.
3. **Finden Sie Möglichkeiten zur Schmerzlinderung**. Probieren Sie Strategien und Techniken, die Ihnen helfen können, aus. Wärme oder Kälte, Massage, eine Auszeit, eine kleine Ablenkung wie beispielsweise ein kniffliges Puzzle oder Sudoku, ein angenehmes Gespräch, gute Musik, eine Dehnübung …
4. **Tun Sie sich etwas Gutes!** Denken Sie daran, welchen Einfluss Ihre seelische Verfassung auf Ihren Schmerz hat. Nehmen Sie sich bewusst Zeit für sich selbst, um sich zu entspannen, Ihre Interessen zu verfolgen und Ihre Bedürfnisse zu erfüllen.

5. **Ablenkung hilft!** Geben Sie anderen Themen mehr Raum in Ihrem Leben. Ablenkung ist eine elegante Methode, den Fokus vom Schmerz wegzulenken.
6. **Der Körper ist Ihr Tempel – behandeln Sie ihn so**! Sorgen Sie für eine ausgewogene gute Ernährung, genug Flüssigkeit, ausreichend Bewegung und regelmäßigen Schlaf. Geben Sie Ihrem Körper die allerbesten Voraussetzungen, um mit dem Schmerz klarzukommen.
7. **Entspannen Sie sich!** Das ist manchmal leichter gesagt als getan. Lernen Sie ein Entspannungsverfahren, das zu Ihnen passt, und integrieren Sie die Übungen in Ihren Alltag.
8. **Setzen Sie Prioritäten!** Lernen Sie, Ihre Kräfte sinnvoll einzuteilen, und setzen Sie klare Prioritäten, um Überlastung zu vermeiden und sich auf das Wesentliche zu konzentrieren. Es kann sehr schmerzhaft sein, wenn die erwartete Leistungsfähigkeit nicht da ist, aber es ist wichtig für Sie, dass Sie Ihr Leben daran anpassen.
9. **Pflegen Sie soziale Kontakte!** Halten Sie Kontakt zu Familienangehörigen, Freunden und Bekannten, die Ihnen guttun. Verabreden Sie sich zum Beispiel zum Spazierengehen oder zum Kaffeetrinken. Beziehungen tun gut und Einsamkeit schadet der Gesundheit. Vielleicht ist es eine Option, sich mit Gleichgesinnten auszutauschen. Diese können Sie in Selbsthilfegruppen oder Online-Gruppen finden.
10. **Nutzen Sie das Schmerztagebuch!** Es hilft Ihnen, Veränderungen und Einflussfaktoren zu erkennen und zu verstehen.

Und zum Schluss mein wichtigster Tipp: Geben Sie nicht auf! Ich weiß, dass Schmerzen unerträglich sein können und dass es ein sehr steiniger Weg sein kann. Ich weiß aber auch, dass Veränderungen möglich sind und es Menschen gibt, die (manchmal trotz Schmerzen) ein zufriedenes Leben führen.

Schlaf-
kompetenzen

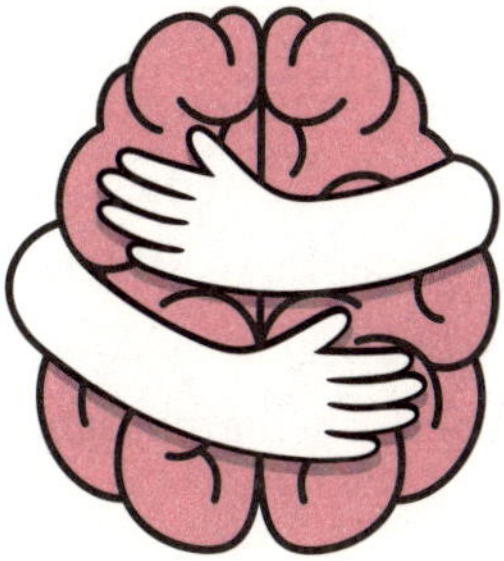

Erholsam schlafen

1. Schlafkompetenz
Schlaf verstehen

Eins ist klar: Schlaf ist überlebenswichtig. Schlafentzug ist eine Foltermethode, die zu schwerwiegenden Beeinträchtigungen führen kann. Vielleicht denken Sie an Nächte, die Sie durchgefeiert haben, und dass Sie am nächsten Tag trotzdem Ihren Aufgaben nachgekommen sind. Ja, das geht eine gewisse Zeit, vor allem in der Jugend. Vielleicht denken Sie auch an Nächte, in denen Sie vor Kummer oder Sorgen nicht in den Schlaf gefunden haben. Auch das gibt es. Wir werden uns gemeinsam anschauen, ob Sie in diesen Lebensphasen wirklich gar nicht geschlafen haben oder Ihren Schlaf nur anders erlebt haben.

Schlaf ist jedenfalls nicht gleich Schlaf. Während der Nacht durchläuft der Mensch sechs Schlafphasen, die sehr unterschiedlich sind.

Mit dem EEG (Elektroenzephalogramm) kann man feststellen, dass sich die Aktivität des Gehirns im Laufe der Nacht verändert. Denn die Schwingungen sind unterschiedlich, was deutlich macht, dass während des Schlafs unser Gehirn unterschiedlichen Beschäftigungen nachgeht. Neben anderen Körperfunktionen wie Atmung, Puls oder Augenbewegungen lassen sich somit unterschiedliche Schlafstadien klar voneinander unterscheiden. Insgesamt gibt es sechs Schlafstadien, die sich im Laufe der Nacht abwechseln. Dieser wellenförmige Ablauf der sechs Phasen dauert ungefähr 90 bis 110 Minuten und wird vier- bis sechsmal durchlaufen. Wenn Sie schon einmal im Schlaflabor übernachtet haben, wissen Sie, dass dort ein Schlafprofil entsteht, in dem die unterschiedlichen Schlafphasen abgebildet sind. Der Schlafmediziner kann aus dem Schlafprofil Auffälligkeiten ableiten. Ein typisches Schlafprofil eines jungen Erwachsenen sieht ungefähr so aus.

Das typische Schlafprofil eines jungen Erwachsenen

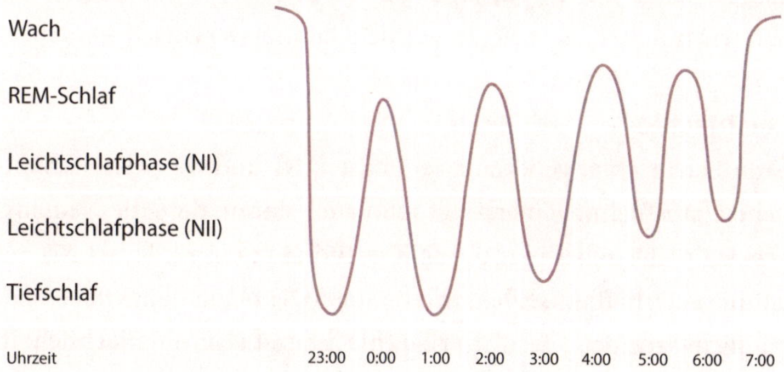

Tiefschlaf

In dieser Schlafphase ist der Schlaf sehr tief und fest, Schlafende sind nur schwer zu wecken. 20 bis 25 Prozent der Schlafzeit wird in dieser Tiefschlafphase verbracht. Tiefschlaf findet vor allem im ersten Drittel der Schlafzeit statt – daher kommt wahrscheinlich auch der Mythos, dass der Schlaf vor Mitternacht der effektivste ist. In dieser Phase werden Wachstumshormone ausgeschüttet, sodass Erholungs- und Reparaturprozesse ablaufen können.

Traumschlaf oder REM-Schlaf

Für mich das faszinierendste Schlafstadium. Denn während Schlafende auch in dieser Phase schwer weckbar sind, ist im Oberstübchen richtig Action. Das Gehirn ist genauso aktiv wie im wachen Zustand und verbraucht auch genauso viel Energie. Blutdruck und Herzfrequenz sind hoch, Atmung und Herzschlag erhöhen sich ebenfalls. Trotzdem ist von außen nichts davon zu sehen – außer die schnellen Augenbewegungen. Rapid Eye Movement – kurz REM, daher kommt auch der Name REM-Schlaf. Die Augen sind geschlossen, aber die Augäpfel bewegen sich hin und her. Beobachten wir unsere inneren Traumbilder? Wahrscheinlich. Denn in dieser Phase gibt es die intensivsten Traumerlebnisse. Während die

Atmung steigt, ist gleichzeitig die Skelettmuskulatur gelähmt und ausgeschaltet. Das ist gut so, denn wenn wir die Aktionen, von denen wir träumen, ausagieren würden, könnte es kritisch werden.

Leichtschlaf

Zum Leichtschlaf gehören zwei Phasen: N1 und N2 (wissenschaftliche Untersuchungen erkennt man auch daran, dass die Namensgebung nicht unbedingt durch Kreativität gekennzeichnet ist). N1 ist die Einschlafphase, N2 Leichtschlaf. Die beiden Phasen werden häufig zusammengefasst. Der Leichtschlaf ist sehr oberflächlich. In dieser Schlafphase können Sie durch äußere Reize wie Lärm oder Licht geweckt werden. Die Leichtschlafphase ist direkt am Übergang zwischen Wach- und Schlafzustand. Auch diese Phase ist wichtig für das Lernen und Verstehen von Informationen.

Wach

Zum gesunden Schlaf gehören auch mehrfache Wachphasen. Ein typischer Schläfer verbringt fünf Prozent der Schlafzeit im Wachzustand. Diese Wachphasen sind sehr kurz und dem Schläfer häufig nicht bewusst. Im EEG ist aber klar erkennbar, dass in dieser Zeit das Gehirn die gleiche Aktivität zeigt wie während der bewussten Wachzeiten. Das zeigt, dass das subjektive Empfinden des Schlafs nicht den messbaren Tatsachen entspricht. Aufgrund des kurzen Zeitraums bemerkt der Betroffene den Wachzustand nicht und erinnert sich auch nicht.

Wie wir den Schlaf erleben

Die eigene Schlafwahrnehmung entspricht nicht der Schlafrealität. Zum Beispiel ist es schwierig, die Schlafdauer realistisch einzuschätzen. Wenn Ihnen abends auf der Couch die Augen zufallen, genehmigen Sie sich ein paar Minuten Augenpflege. Später stellen Sie dann fest, dass Sie die halbe Nacht auf der Couch verbracht haben. Subjektiv war es aber oft nur ein kurzer Moment.

Wie viel Schlaf ist notwendig?

So viel, wie Sie brauchen! Es ist ganz wichtig, dass Sie genug schlafen! Das war die kurze Antwort. Und das ist schon die wichtigste Botschaft, die Sie aus diesem Abschnitt mitnehmen sollten. Das Schlafbedürfnis verändert sich im Laufe des Lebens. Säuglinge brauchen viel mehr Schlaf als Erwachsene. Denn der Schlaf verändert sich im Laufe des Lebens.

Säuglinge und Kinder

Eltern von Neugeborenen wissen meist, was Schlafmangel ist. Denn Säuglinge schlafen zwar im Durchschnitt 14 bis 16 Stunden, aber leider nicht am Stück. Übrigens gibt es bereits hier große Unterschiede, manche Babys schlafen nur neun, andere 19 Stunden. Die Kleinen brauchen den Schlaf, damit Hirnreifungsprozesse ablaufen können. Unter anderem müssen Babys noch lernen, ihren Schlaf an Hell und Dunkel auszurichten. Ihr Schlaf ist davon komplett unabhängig, sondern wird allein durch Hunger- und Sättigungsgefühle gesteuert. Nach und nach werden die Schlafetappen länger und es gibt verlässlich längere, dafür weniger Schlafphasen. So halten Kleinkinder tagsüber meist ihre Nickerchen, üblicherweise einen Mittagsschlaf.

Ungefähr zwischen dem dritten und vierten Lebensjahr verschwindet der Mittagsschlaf. Fünfjährige brauchen 10 bis 13 Stunden Schlaf, Sechs- bis Siebenjährige meist mindestens 10 Stunden. In der Kindergarten- und Grundschulzeit ist einiges los im Schlafzimmer. Dies ist die Hochphase für sogenannte Parasomnien. Monster und Dämonen tauchen in Albträumen auf. Schlafwandeln tritt in dieser Altersgruppe am häufigsten auf. Wenn es zu Ein- oder Durchschlafstörungen kommt, spielen häufig Ängste eine Rolle. Hier ist es gut, die Kinder stark zu machen, beispielsweise mit einem Kuscheltier, das sie beschützen kann. Zu Schlafproblemen im Kindesalter gibt es viel Literatur, teilweise sind die Empfehlungen allerdings sehr konträr.

Pubertät und junge Erwachsene

In dieser Lebensphase ist der Schlaf-Wach-Rhythmus tendenziell nach hinten verschoben. Jugendliche schlafen spät ein und wachen morgens spät auf. Dies wird verstärkt durch den Lebensstil (Partys etc.), liegt aber auch daran, dass biologische Veränderungen stattfinden. Eine Verschiebung der Körpertemperatur und eine Veränderung des Hormonsystems lassen Jugendliche zu Spätaufstehern werden. Es gibt außerdem ein erhöhtes Schlafbedürfnis, Teenager schlafen ungefähr eine Stunde mehr als Erwachsene.

Senioren

Wann die Veränderungen »im Alter« anfangen, ist individuell unterschiedlich. Aber ältere Menschen schlafen weniger tief. Geräusche oder Licht führen viel schneller zum Erwachen. Überhaupt sind nächtliche Wachphasen von bis zu dreißig Minuten sehr häufig. Das Schlafbedürfnis reduziert sich nur gering, aber der Schlaf ist häufiger unterbrochen. Kleine Nickerchen am Tag gleichen das Schlafdefizit der Nacht aus. Interessanterweise verschiebt sich auch hier die Schlaf-Wach-Phase. Ältere Menschen gehen früher ins Bett und sind auch deutlich früher wach.

Und wie viel Schlaf brauchen Sie?

Aber interessant ist sicherlich vor allem: Wie viel Schlaf braucht ein Erwachsener? Wie viel Schlaf brauchen Sie? Die durchschnittliche Schlafdauer für einen Erwachsenen wird mit 7 bis 8 Stunden angegeben. Aber es gibt starke Unterschiede. Manche Menschen kommen mit weniger Schlaf aus, andere benötigen mehr Schlaf. Es gibt immer wieder Geschichten von berühmten Persönlichkeiten. Einstein gehörte wohl zu den Vielschläfern, 12 Stunden hat er geschlafen und trotzdem genug Zeit gehabt, um die Relativitätstheorie zu entwickeln. Vielleicht hat er sie aber auch gerade deshalb entwickeln können. Napoleon kam mit sehr wenig Schlaf aus, wobei einige Forscher hinterfragen, ob er vielleicht bei langen Ritten oder zu anderen Gelegenheiten sich den Schlaf über kurze Nickerchen geholt hat. Von ihm stammt das diskriminierende und zusätzlich völlig falsche Zitat: »Vier Stunden Schlaf für den Mann, fünf für die Frau und mehr für die Dummköpfe.«

Herr D. kommt in meine Praxis und klagt darüber, dass er nachts häufig wachliege. »Ich wache meistens in den frühen Morgenstunden auf, oft gegen 4 Uhr, dann wälze ich mich im Bett herum. Wenn ich dann gerade wieder eingeschlafen bin, klingelt der Wecker und ich bin wie gerädert und fix und fertig.« Herr D. berichtet, dass die Schlafprobleme vor ungefähr zwei Jahren begonnen haben. Er hatte seinen Job verloren und machte sich große Sorgen, wie es finanziell weitergehen würde. Nach drei Monaten habe er eine neue Stelle gefunden, diese hat andere Arbeitszeiten, er muss nun ungefähr eine Stunde früher aufstehen. »Ich habe meinen Rhythmus umgestellt, gehe nun deutlich früher ins Bett, damit ich das frühe Aufstehen besser kompensieren kann. Früher war ich ein Nachtmensch, bin meistens gegen Mitternacht ins Bett gegangen. Als gegen 6.30 Uhr der Wecker klingelte, war ich erholt. Nun bemühe ich mich, spätestens um 22 Uhr ins Bett zu gehen, manchmal auch früher, da ich mich wirklich erschöpft fühle.«
Herr D. beschreibt, dass in »guten Zeiten« seine Schlafzeit von Mitternacht bis 6.30 Uhr war, also das individuelle Schlafbedürfnis bei ungefähr sechseinhalb Stunden lag. Nun steht er um 5.30 Uhr auf, seine Bettgehzeit ist spätestens 22.00 Uhr, manchmal sogar früher. Damit kommt er auf eine Bettliegezeit von mindestens 7,5 Stunden, häufig länger.
Tatsächlich konnten wir allein durch eine Reduktion der Bettliegezeit und eine spätere Bettgehzeit (ca. 23.00 Uhr) nach circa drei Wochen die Durchschlafproblematik deutlich verbessern.

Wie finden Sie heraus, wie viel Schlaf Sie wirklich brauchen? Das ist manchmal gar nicht so einfach. Denn die Schlafdauer variiert oft. Wenn in der Woche die Schlafzeiten verkürzt sind, wird am Wochenende der Schlaf »nachgeholt« und ist deutlich verlängert. Auch im Urlaub braucht es manchmal eine Weile, bis sich der Schlaf wirklich am Bedürfnis orientiert. Wenn Sie das Gefühl haben, dass der Schlaf gestört ist, und viele Variationen da sind, ist es schwierig, das tatsächliche Schlafbedürfnis zu bestimmen.

Ein paar Fragen, die Ihnen dabei helfen können:

Gab es eine Zeit in Ihrem Leben, als Ihr Schlaf gut war? Von wann bis wann haben Sie da geschlafen?

____

Nachdem die Erholung im Urlaub eingesetzt hat: Wie lange schlafen Sie dann?

____

Stellen Sie mal keinen Wecker, nach welcher Zeit werden Sie wach?

____

Das Schlafhormon Melatonin

Melatonin ist das sogenannte Schlafhormon, denn es unterstützt den Schlaf. Es hilft beim Einschlafen und fördert auch das Durchschlafen.

Die Melatoninproduktion sollte im Tagesverlauf variieren – damit wir nachts schlafen und tagsüber wach sind. Melatonin wird vor allem dann produziert, wenn es dunkel wird; wenn es hell ist, wird weniger Melatonin produziert. So weit, so gut. Wie können wir das nutzen?

Abends dämmert es, das Licht nimmt ab. Idealerweise sollten Sie sich die letzten zwei Stunden vor dem Einschlafen keinen hellen Lichtquellen mehr aussetzen. Bluescreens, dazu gehören Monitore, Fernseher oder auch Smartphones, sind ganz klar nachgewiesene Hemmer des Melatonins. Die Industrie hat darauf reagiert – die meisten Smartphones bieten die Möglichkeit, die »blauen Strahlen« auszuschalten. An meinem Smartphone habe ich eingestellt, dass sich mit dem Sonnenuntergang der Blaufilter aktiviert. Der Bildschirm wird etwas dunkler, bräunlicher. Dadurch lässt sich das Smartphone problemlos weiter nutzen. Wenn der Schlaf besonders störanfällig ist, sollten Sie berücksichtigen, dass auch LED-Leuchten, Leuchtstoffröhren oder andere Lichtmittel mit sehr hellem, weißlichem Licht ein Problem darstellen können. Die Nachttischlampe sollte idealerweise ein rötlich-warmes Licht abgeben. Es gibt auch Brillen mit Blaulichtfilter, einige sehen sehr futuristisch aus, andere sind von gewöhnlichen Sehkorrekturbrillen kaum oder gar nicht zu unterscheiden.

Schlafmedikamente

Einfach nur eine Pille schlucken und schon funktioniert das mit dem Schlafen? Wir alle haben schon von der Wunderwirkung der Schlafmittel gehört oder sie vielleicht auch schon erlebt. Aber Vorsicht! Es gab und gibt keine Substanz, die einen natürlichen Schlaf hervorrufen kann. Alle Schlafmittel haben eine sedierende, beruhigende Wirkung, sie lassen den Menschen »runterfahren«. Schlafmedikamente sollten auf keinen Fall die erste Wahl bei Schlafstörungen sein. Viele Substanzen machen abhängig und deren Wirksamkeit ist wissenschaftlich betrachtet zumindest fragwürdig.

Als Psychotherapeutin darf ich keine Medikamente verschreiben, sondern diese Aufgabe liegt in ärztlichen Händen. Dort gehört sie auch hin! Lassen Sie sich unbedingt bei der Einnahme von Schlafmedikamenten ärztlicherseits beraten und begleiten.

Also keine Schlafmedikamente?

Idealerweise ja. Trotzdem kann es in Krisensituationen oder auch in einer klar umschriebenen Situation sinnvoll sein, nach Rücksprache mit einem Arzt ein Schlafmedikament zu nehmen. Eine OP ist geplant? Sie sind in einer akuten Krise? Hier kann es wichtig sein, durch die Einnahme von Schlafmitteln die Situation zu überbrücken. Schlafmedikamente können zeitlich befristet eingesetzt eine gute Hilfestellung bei Schlafproblemen sein.

Wenn Sie bereits regelmäßig ein Medikament einnehmen, sprechen Sie mit Ihrem Arzt. Setzen Sie Ihr Medikament nicht ohne Beratung und Begleitung ab.

Pflanzliche Alternativen

Baldrian, Hopfen, Melisse und so weiter sind frei erhältlich und Patienten nehmen diese Medikamente oft ohne ärztliche Rücksprache ein. In wissenschaftlichen Studien sind die Effekte für die Wirksamkeit eher gering. Das bedeutet, dass leider auch hier wenig Nutzen feststellbar ist. Trotzdem können diese Wirkstoffe als Tee durchaus eine schlafanstoßende und beruhigende Wirkung haben.

Alkohol, Nikotin, Cannabis und Koffein – Auswirkungen auf unseren Schlaf

Diese Substanzen werden auch gerne als Nervengifte bezeichnet. Sie alle haben Auswirkungen auf den Schlaf. Für den problemlosen Schläfer mag der Konsum keine Auswirkungen haben. Probieren Sie es aus. Um zu überprüfen, ob Kaffee oder Alkohol Auswirkungen auf Ihren Schlaf haben, verzichten Sie für ein paar Tage auf den Konsum oder schränken ihn stark ein. So können Sie eine Störquelle ausschalten und für sich selbst testen, welche Veränderungen sich einstellen.

Substanz	**Auswirkungen auf den Schlaf**
Koffein	Verringert den Tiefschlaf. Achten Sie auf Ihre Koffeinmenge, verzichten Sie nach 16 Uhr auf koffeinhaltige Getränke (auch keinen Tee).
Nikotin	Vor dem Einschlafen beeinträchtigt Nikotin REM- und Tiefschlaf und führt zu mehr Wachperioden. Regelmäßiger Konsum führt zur Beeinträchtigung der REM-Phasen und verkürzt die Gesamtschlafzeit. Bei stark ausgeprägter Nikotinsucht kann es zu nächtlichem Aufwachen wegen Entzug kommen.
Alkohol	Verkürzt die Einschlafzeit, was viele als Vorteil empfinden, aber er reduziert den REM-Schlaf. In der zweiten Nachthälfte sehr oberflächlicher Schlaf, häufige Wachphasen (Durchschlafprobleme). Dann wird der REM-Schlaf verlängert, unangenehme Trauminhalte oder auch Albträume werden häufiger.
Cannabis	Die Einschlafzeit wird genau wie beim Alkohol verkürzt. Die Wirkstoffe des Cannabis (THC und CBD) haben unterschiedliche Auswirkungen: Reines THC verändert das Schlafprofil nicht, die Kombination führt zu einer Reduktion des Non-REM-Schlafs und verlängert die nächtlichen Wachphasen. Das führt zu Durchschlafproblemen.

2. Schlafkompetenz
Die innere Uhr kennen

Sind Sie eher Langschläfer oder Frühaufsteher? Zieht es Sie abends früh ins Bett oder mögen Sie es, bis »in die Puppen« wach zu bleiben? Haben Sie schon einmal bemerkt, dass Ihre Leistungskurve sich im Laufe des Tages verändert? Ist Ihre Konzentration am frühen Nachmittag schlechter? Können Sie wichtige Aufgaben zu einer bestimmten Uhrzeit besonders gut?

Was ist Chronobiologie?

Unser Körper hat seinen eigenen inneren Rhythmus, die innere Uhr, weshalb wir von Chronobiologie sprechen. Ganz vereinfacht ausgedrückt: Der Körper hat eine gewisse Idee, was er zu welcher Uhrzeit macht, sehr gerne macht und worauf er zu dieser Tageszeit eher weniger Lust hat. So schwanken bestimmte Körperfunktionen wie die Körpertemperatur und der Puls im Laufe des Tages. Die Chronobiologie beschäftigt sich mit genau diesen Fragen und stellt fest, dass der Körper einen Biorhythmus hat, also bestimmte Abläufe und Pläne, die abhängig davon sind, welche Tages- oder Uhrzeit gerade ist.

Der innere Taktgeber

Der innere Takt ist vorgegeben und es ist gar nicht so einfach, diese innere Uhr zu »verstellen«. Das merken Sie, wenn die Uhren umgestellt werden. Auch Schichtarbeiter:innen können ein Lied von den Auswirkungen des Biorhythmus singen. Denn wenn wir gegen den inneren Plan arbeiten und den Nachtschlaf einfach am Vormittag beginnen wollen, ist der Körper häufig dazu nicht bereit. Auch der Jetlag ist ein gutes Beispiel dafür, dass die innere Uhr auf ihre eigenen Abläufe besteht.

Wie funktioniert unsere innere Uhr?

Wo sitzt denn die innere Uhr? In Milliarden von Körperzellen, denn eigentlich hält sich jede Zelle des Körpers an diese innere Uhr und hat ihren Plan, wann was passieren soll. Nicht nur in den Gehirnzellen, sondern auch beispielsweise in der Leber, der Niere und dem Herzen. Aber es gibt einen Dirigenten dieser unzähligen Uhren, den suprachiasmatischen Kern. Dies ist eine kleine Hirnregion, die unzählige Regelkreise und deren Rhythmik beeinflusst. Aber auch dieser Rhythmus wird ständig nachgeeicht, vor allem durch Lichteinflüsse.

Welche äußeren Faktoren beeinflussen die innere Uhr?

Die innere Uhr wird vor allem durch das Licht beeinflusst. Der Wechsel von Hell und Dunkel ist der wichtigste äußere Faktor, damit die innere Uhr ihren Rhythmus findet. Aber auch andere Faktoren spielen eine Rolle. Hierzu gehören körperliche Aktivität, Nahrungsaufnahme, die soziale Umgebung, die Körperlage, das Befinden und die Umgebungstemperatur. Das bedeutet, dass Sie Ihrer inneren Uhr neben der Kontrolle der Lichteinflüsse auch durch einen strukturierten Tagesablauf mit festen Essenszeiten, festgelegten Bewegungseinheiten helfen können, sich zu orientieren.

Eulen und Lerchen

Im Zusammenhang mit dem Biorhythmus und der inneren Uhr wird auch von zwei besonderen Schlaftypen gesprochen: Den Morgen- und Abendtypen. Es hat sich durchgesetzt, von Eulen (Abendtyp) und Lerchen (Morgentyp) zu sprechen. Sollten Sie dazugehören: Es deutet einiges darauf hin, dass die Gene bestimmen, zu welchem Typ Sie gehören. Allerdings gibt es auch viele Hinweise, dass der Schlaftyp vom Lebensalter abhängt. Und wenn Sie einen Teenager zu Hause haben, wissen Sie, wovon ich spreche. Jugendliche und junge Erwachsene sind deutlich häufiger Eulen, mit zunehmendem Alter werden viele Menschen dann zu Lerchen, also Frühaufstehern.

Wenn daher ein 16- bis 25-jähriger Mensch morgens nicht aus dem Bett kommt, liegt es auch daran, dass er wirklich gerade mit seiner inneren Uhr kämpft, die ihn abends keine Ruhe finden lässt. Gleichzeitig verdeutlicht diese Situation, dass die soziale Umgebung bei der inneren Uhr eine Rolle spielt. Nachts werden die Partys gefeiert, morgens wird ausgeschlafen. Diese Regel gilt vor allem für junge Menschen – Ausnahmen bestätigen die Regel.

3. Schlafkompetenz
Gute Vorbereitung auf den Schlaf

Machen Sie eine kleine Bestandsaufnahme. Nehmen Sie sich etwas Zeit, um folgende Fragen zu beantworten, damit Sie Ihren Schlaf unter die Lupe nehmen können.

Wenn Sie gerade Schlafprobleme haben, sind die Schlafstörungen akut oder haben Sie generell Schlafprobleme?

Kennen Sie vielleicht bereits die Ursache für Ihre Schlafprobleme? Was vermuten Sie?

Haben Sie Einschlafrituale? Wenn ja, welche?

Wie viele Stunden schlafen Sie geschätzt durchschnittlich in der Nacht?

Wie viele Stunden liegen Sie durchschnittlich im Bett?

Fühlen Sie sich im Bett wohl?

Wann gehen Sie ins Bett? Gibt es Schwankungen?

Wann wachen Sie auf? Gibt es hier Schwankungen?

Wie lange brauchen Sie (Schätzung!), um einzuschlafen?

___

Schlafen Sie tagsüber?

___

Bei diesen Fragen gibt es kein richtig oder falsch. Bevor ich Tipps und Empfehlungen gebe, möchte ich, dass Sie Ihren Status quo ermitteln und bereits selbst erkannt haben, wo vielleicht Schwachpunkte sind. Durch einen Blick in den Spiegel und eine genaue Analyse des eigenen Verhaltens können Sie sicherlich schon Ideen entwickeln, an welchen Punkten es sich lohnt, etwas auszuprobieren oder zu verändern.

Den Abend einläuten

Der Abend bereitet den Schlaf vor. Deshalb einige Tipps, die Sie abends beachten können, um sich auf einen guten Schlaf vorzubereiten.

Das Licht dimmen

Das Licht ist der große Taktgeber für unsere innere Uhr. Ist es hell, ist das ein Zeichen für den Tag, Dunkelheit verweist auf die Nacht. Setzen Sie sich daher abends nicht vor allzu große Lichtquellen. Vermeiden Sie grelles, helles, aber auch das bereits beschriebene Bluescreen-Licht. Indem Sie abends das Licht langsam weniger werden lassen, können Sie Ihren inneren Taktgeber unterstützen. Vergleichen Sie dies mit dem Sonnenuntergang, langsam wird das Licht weniger. Sie müssen nun nicht in ihrem Wohnzimmer den Sonnenuntergang simulieren, aber vielleicht ist es eine gute Idee, zu überprüfen, wie viel Licht Sie abends benötigen und ob nicht statt der großen Schlafzimmerbeleuchtung eine kleine Leselampe ausreichend sein könnte.

Fernsehen und Medien

Fernseher, Laptop, Smartphone – all das sind keine guten Schlafbegleiter. Das liegt zum einen wie gesagt daran, dass diese Geräte das blaue Licht aussenden, was die Melatoninproduktion hemmt. Gleichzeitig hat es auch den Effekt, dass die Informationen, die wir über diese Medien aufnehmen, uns emotional berühren, vielleicht sogar aufwühlen können. Im Schlafzimmer brauchen wir allerdings Entspannung und Ruhe.

Dies ist ein schwieriger Punkt. Denn in Deutschland haben viele Schlafzimmer einen Fernseher. Wenn Ihr Schlaf problemlos ist, dann können Sie Ihr Verhalten genau so beibehalten. Wenn Ihr Schlaf allerdings Probleme aufweist, sollten Sie die Medien aus dem Schlafzimmer verbannen und eine gewisse Zeit vor dem Einschlafen auf sie verzichten. Wie lange vorher, hängt auch von Ihren individuellen Bedürfnissen ab. Probieren Sie es aus und beobachten Sie die Auswirkungen auf Ihren Schlaf.

»Ja, aber ich schlaf beim Fernsehen immer so gut ein.« Ja, das stimmt. Denn die Serien oder Filme können Ablenkung von den eigenen Grübelgedanken bieten. Eventuell schaffen Sie es darüber, sich gedanklich zu entspannen. Hier müssen Sie abwägen. Probieren Sie doch einige der anderen Tipps aus, die vielleicht genauso gut helfen können, Ihr Grübeln zu reduzieren.

»Ich brauche mein Handy aber im Schlafzimmer.« Als Wecker? Da gibt es immer noch Alternativen. Wenn Sie aus irgendeinem Grund das Gefühl haben, immer erreichbar sein zu müssen – machen Sie sich klar, dass auch dies Ihren Schlaf beeinträchtigen kann. Wie sollen Sie mit einem guten Gefühl in den Schlaf gleiten können, wenn Sie innerlich »Wache schieben«? Wenn Sie gar nicht auf Ihr Handy verzichten mögen, achten Sie darauf, dass es zumindest außerhalb Ihres Sichtfeldes ist (in der Nachttischschublade, unterm Bett …).

»**Auf der Couch klappt das mit dem Einschlafen prima.**« Und dann versuchen Sie, irgendwann ins Bett umzuziehen. Dummerweise ist dann das Schlafbedürfnis weniger groß als noch im Wohnzimmer. Kein Wunder, Sie haben ja auch schon einige Zeit geschlafen. Das ist vergleichbar, wenn meine Kinder vor dem Essen noch Süßigkeiten essen – beim Abendbrot ist der Hunger danach deutlich geringer. Ist er ja tatsächlich, denn die Süßigkeiten haben das Essensbedürfnis schon anfänglich gestillt. Jedoch ist der kurze Schlaf auf dem Sofa genauso wenig ausreichend, wie der Snack vor dem Abendessen sättigend ist.

Schlummertrunk

Heiße Milch mit Honig ist eine bekannte Einschlafhilfe. Wissenschaftlich nachweisbar ist der Effekt allerdings nicht. Ähnlich ist es mit Tee – hier sind sicherlich die beruhigenden Kräuter eine gute Wahl: Johanniskraut, Baldrian, Hopfen, Lavendel, Melisse und andere. Trotzdem können genau diese Getränke eine Einschlafhilfe sein. Ihre Wirkstoffe unterstützen den Schlaf. Ich denke, gerade die Milch mit Honig kann auch auf der psychischen Ebene wohlige Erinnerungen wachrufen und tatsächlich auch damit ein entspanntes, gutes Gefühl fördern. Zelebrieren Sie den Tee – oder auch jedes andere Getränk! Geben Sie sich damit die Möglichkeit, zu entspannen und den Tag abzuschließen. Dann haben Schlummertrunks auf jeden Fall eine schlafanstoßende Wirkung.

Alkohol gehört allerdings nicht in einen Schlummertrunk! Wie bereits erwähnt hat Alkohol zwar eine schlafanstoßende Wirkung, behindert aber das Durchschlafen.

Ein warmes Entspannungsbad

Vor dem Schlafengehen noch ein warmes Bad nehmen. Warum das hilft? Durch das warme Bad wird die Körpertemperatur erhöht, danach fällt die Temperatur ab, was dem Schlaf sehr zuträglich ist. Sowohl fürs Ein- als auch fürs Durchschlafen.

Genauso gut kann auch ein Fußbad wirken. Wenn Sie es besonders gut machen wollen, machen Sie ein kneippsches Fußbad, baden Sie Ihre Füße abwechselnd warm und kalt. Dadurch wird auch die Körpertemperatur insgesamt abgesenkt, was den Schlaf fördert.

Hörspiele, Lesen, Podcasts, Geschichten

All das kann auch eine großartige Einschlafunterstützung sein. Ich kenne Erwachsene, die zum Einschlafen ihre »Drei ???«-Kassetten hören (ich glaube, es sind wirklich immer noch Kassetten). Dies funktioniert, weil es ein Ritual ist, aber auch weil es die Gedanken ablenken kann. Kindheitsgeschichten können außerdem in eine unbeschwerte Welt führen und positive Erinnerungen hervorrufen, die nichts mit Alltagsbelastungen wie Arbeit oder Finanzen zu tun haben. Ein Gedichtband auf dem Nachttisch kann auch eine gute Idee sein. Mittlerweile gibt es Podcasts und Geschichten, die speziell fürs Einschlafen konzipiert sind. Auch hier lohnt es sich, diese auszuprobieren. Das Internet und der Buchhandel bieten eine Fülle von Möglichkeiten.

Rituale für den Abend finden, zur Ruhe kommen

Kinder haben häufig ein Ritual, bevor es ins Bett geht. Vielleicht noch eine kleine Kuscheleinheit, eine Geschichte, die erzählt wird, ein Gute-Nacht-Kuss. Diese Rituale, die ganz unterschiedlich sein können, helfen den Kleinen, sich auf den Schlaf vorzubereiten und sich seelisch, psychisch oder körperlich darauf einzustellen, dass Schlafenszeit ist. Rituale können auch für Erwachsene hilfreich sein. Ein Schlafritual sorgt für Ruhe und Entspannung. Damit eine Tätigkeit zu einem Ritual werden kann, ist Regelmäßigkeit notwendig. Finden Sie Ihr Ritual, aber übertreiben Sie es auch nicht. Ein zu ausgedehntes Ritual kann das Einschlafen eher behindern. Alle beschriebenen Ideen eignen sich sehr gut als Einschlafritual. Einschlafrituale sind besonders für Schichtarbeiter wichtig. Wie ist es bei Ihnen?

Welche Rituale begleiten Sie bereits in den Schlaf?

Was könnten Sie in nächster Zeit ausprobieren?

Eine gute Nacht …

Die Schlafzimmergestaltung

Manchmal ist schon der Gedanke ans Bett schlimm. Das Bett wird zur Qual, denn die Zeit, die man sich im Bett wälzt und quält, fühlt sich wirklich nicht gut an. Wenn Sie nun anfangen, positive Erfahrungen mit dem Schlaf zu machen, können Sie das ein bisschen unterstützen, indem Sie versuchen, Ihr Schlafzimmer »schön zu machen«. Vielleicht möchten Sie lieber in einem anderen Zimmer schlafen? Können Sie das Bett in eine andere Ecke stellen? Ein neuer Anstrich? Neue Bettwäsche? Ich liebe den ersten Tag in einem frisch bezogenen Bett, wenn es besonders gut duftet! Auch ein Lavendelkissen oder einen anderen angenehmen Duft können Sie ausprobieren. Stellen Sie sich die Frage, ob Ihr Schlafplatz für Sie angenehm und beruhigend ist.

Wie können Sie Ihren Schlafplatz angenehmer gestalten?

____

____

Hier noch ein paar Tipps:

- Schlafen Sie **im Doppelbett**? Jeder sollte eine eigene Matratze haben, die auf Größe, Gewicht und Körperlage angepasst ist. Außerdem stören Sie sich sonst gegenseitig, wenn Sie sich nachts bewegen.
- Achten Sie auf eine **gute Matratze**: zu harte Unterlagen führen zu Druckstellen und Schmerzen, eine zu weiche Matratze unterstützt die Wirbelsäule zu wenig. Lassen Sie sich beraten. Häufig haben gerade Matratzen auch ein langes Rückgaberecht, sodass Sie in Ruhe ausprobieren können.
- Sie brauchen eine gute **Bettdecke**: Während der Nacht verändert sich die Körpertemperatur. Sie sollten während der Nacht weder frieren noch schwitzen. Die meisten Bettdecken können dies gut ausgleichen.
- Mittlerweile gibt es sogenannte **Therapiedecken**. Sie sind besonders schwer und der Druck auf den Körper soll dem Gefühl einer Umarmung gleichen. Diese Decken fördern somit die Entspannung. Ich kenne keine wissenschaftlichen Nachweise, habe aber schon von positiven Erfahrungen gehört. Vielleicht lohnt es sich, das mal zu testen.

- Schauen Sie nachts nicht auf die Uhr. Der **Blick auf die Uhr** sorgt meistens für Druck und innere Anspannung. »Nur noch zwei Stunden, bis ich aufstehen muss.« Wenn Sie auf einen Wecker angewiesen sind, können Sie ihn auch unters Bett stellen oder in die Nachttischschublade verbannen.
- Was ist die ideale **Schlafzimmertemperatur**? Dies ist ein häufiger Streitpunkt. Idealerweise sollte die Temperatur zwischen 16 und 20 Grad Celsius liegen. Das ist eine große Spannbreite, was daran liegt, dass es hier individuelle Vorlieben gibt und dies auch von Bettzeug, Pyjama etc. abhängt.
- Tipps für **heiße Sommernächte**: Trinken Sie ausreichend, nehmen Sie vor dem Schlafen eine warme Dusche (eine kühle Dusche würde Ihren Körper zum »Aufheizen« motivieren), legen Sie Ihren Schlafanzug vor dem Schlafengehen in den Kühlschrank, um eine kühlende Feuchtigkeit zu erzeugen. Ein feuchtes Taschentuch oder ein nasser Waschlappen auf der Stirn können auch helfen.
- Besser mit **Pyjama oder lieber ohne?** Ungefähr 10 Prozent der Deutschen schlafen nackt. Es gibt keine Hinweise, dass die nächtliche Kleidungswahl Einfluss auf den Schlaf hat.
- **Drehen und Wälzen** in der Nacht. Interessanterweise verändern Sie Ihre Schlafposition während der Nacht bis zu 20 Mal. Der Wechsel der Schlafposition ist wichtig, damit alles Gewebe durchblutet wird und sich keiner wundliegt. Außerdem verhindert es Verspannungen durch eine einseitige Belastung. Wenn Sie nicht zur Ruhe kommen, verändern Sie Ihre Position. Drehen Sie sich auf die andere Seite, legen Sie sich anders hin, rücken Sie Ihr Kissen noch einmal zurecht.
- Die meisten Menschen haben eine Lieblings-**Einschlafposition**. Bauch-, Rücken- oder Seitenlage, zusammengerollt in der Fötushaltung oder ausgestreckt. Die Schlafposition scheint sich bereits in der Kindheit zu etablieren (6. bis 8. Lebensjahr) und wird in der Regel beibehalten. Gesundheitlich bedingt ist manchmal ein

Wechsel der Schlafposition notwendig. Die Rückenlage ist die favorisierte Schlafhaltung, wenn es darum geht, orthopädische Probleme zu vermeiden, fördert allerdings das Schnarchen. Auch hier darf jeder Mensch individuell entscheiden, was am besten passt.

- Das Thema **Familienbett**. Welchen Einfluss haben Kinder oder auch Ehepartner auf den Schlaf? Ich möchte auf keinen Fall eine Diskussion auslösen, denn ich denke, dass jede Familie, jedes Paar eine eigene Entscheidung treffen kann. Bedenken Sie, dass das Wälzen im Bett oder das Schnarchen den Schlaf anderer stören und behindern können. Es gibt Fälle, wo getrennte Schlafzimmer für alle die beste Lösung sind.
- Darf der Hund ins Bett? Welchen Einfluss haben **Haustiere** auf den Schlaf? Hier zeigt sich erneut ein Unterschied zwischen dem subjektiven Empfinden und der objektiven Bewertung. Viele Tierbesitzer erleben ein beruhigendes und entspanntes Gefühl – sehr schlafförderlich. Es gibt wenige Studien, diese zeigen aber, dass der Schlaf mit Haustieren schlechter ist. Viele Tiere schlafen in Etappen, sind also auch wach in der Nacht. Ganz davon abgesehen können Hunde auch furchtbar schnarchen.
- Schützen Sie sich vor **Reizen von außen**, indem Sie Augenmasken oder auch Ohrenstöpsel benutzen. Geräusche wie eine laute Straße können die Schlafqualität beeinträchtigen. Augenmasken können Lichtquellen reduzieren, Dunkelheit ist für den Schlaf auf jeden Fall förderlich. (Nach einer Nachtschicht kann dies besonders wichtig sein.)
- Und wie ist es, wenn Sie **außer Haus schlafen**? Urlaub steht für Entspannung und Ruhe. Trotzdem haben viele Menschen in einer fremden Umgebung Schwierigkeiten mit dem Schlaf, denn eine fremde Umgebung versetzt das Gehirn in Alarmbereitschaft. Meistens stellt sich nach zwei, drei Nächten ein Sicherheitsgefühl ein. Wenn Sie häufiger kurze Übernachtungen woanders haben, kann es helfen, ein eigenes Kissen, ein Kuscheltuch oder Ähnliches mitzunehmen, um ein vertrautes Gefühl zu erreichen.

Regeln zur Schlafhygiene

Die Regeln zur Schlafhygiene gibt es in unterschiedlichen Ausführungen. Bevor ich acht wichtige Regeln nenne, möchte ich noch ein paar grundsätzliche Gedanken mit Ihnen teilen. Es geht um Schlafhygiene – betrachten wir kurz das Wort Hygiene. Die Anforderungen an Hygiene sind sehr unterschiedlich. Sicherlich gibt es in den meisten Studenten-WGs andere Anforderungen als in einem OP-Saal. Vermutlich liegen Ihre »Hygieneregeln« irgendwo dazwischen. Durch die Erfahrungen mit Corona haben sich Hygieneregeln verändert. Menschen passen also die Hygieneregeln an ihre eigenen Bedürfnisse und Empfindungen an. Genau so sollten Sie es auch mit den Regeln zur Schlafhygiene handhaben. Wenn Sie ein sehr sensibler, empfindsamer Schläfer sind, sollten Sie sich gut an die Regeln halten. Sie können die Regeln aber genauso als gut gemeinte Ratschläge beiseiteschieben, wenn Ihr Schlaf sehr robust ist. Schauen Sie, was für Ihren Schlaf das richtige Maß ist bei diesen acht Regeln:

1. Nach dem Mittagessen auf koffeinhaltige Getränke wie Kaffee, Schwarztee oder Cola verzichten.
2. Vermeiden Sie überwiegend Alkohol und benutzen Sie Alkohol auf keinen Fall als Schlafmittel.
3. Essen Sie keine schweren Mahlzeiten am Abend.
4. Achten Sie auf regelmäßige körperliche Aktivität.
5. Verringern Sie geistige und körperliche Anstrengung allmählich vor dem Zubettgehen.
6. Führen Sie ein persönliches Einschlafritual ein.
7. Sorgen Sie im Schlafzimmer für eine angenehme Atmosphäre (ruhig, verdunkelt).
8. Schauen Sie nachts nicht auf den Wecker oder die Armbanduhr.

4. Schlafkompetenz
Schlafproblemen begegnen

Wenn Sie nachts nicht schlafen können, kann das unterschiedliche Gründe haben. Häufig spuken Gedanken im Kopf herum oder es werden Probleme gewälzt.

Den Kopf leer bekommen

Fällt das Schlafen schwer, weil der Kopf so voll ist und die Gedanken Sie nicht zur Ruhe kommen lassen? Grübeln ist ein häufiges Problem, was das Ein- und Durchschlafen erschwert.

Beobachten Sie: Was sind das für Gedanken, die das Einschlafen verhindern?

____

____

Der Tag ist noch nicht abgeschlossen

Die Ereignisse des Tages beschäftigen Sie noch und lassen Sie nicht zur Ruhe kommen. Sie denken vielleicht noch mal über den Konflikt mit Ihrer Kollegin nach oder es fällt Ihnen plötzlich ein, dass Sie eine Aufgabe hätten erledigen sollen. Manche Tage sind sehr ereignisreich. Stellen Sie sich vor, dass der Kopf noch eine Gelegenheit braucht, die Erlebnisse beiseitelegen zu können.

Was hilft?

- Sorgen Sie dafür, dass die letzten Stunden vor dem Einschlafen ereignisarm sind. Verhindern Sie Konfliktgespräche oder schwierige Aufgaben kurz vor dem Einschlafen.
- Nehmen Sie sich eine Grübelzeit. Wenn Sie ein Mensch sind, der die Erlebnisse des Tages noch mal durchdenken muss, nehmen Sie sich bewusst die Zeit. Setzen Sie sich auf einen Lieblingsplatz, schauen Sie ins Nichts und lassen Sie Ihren Gedanken einfach Raum und Platz. Sicherlich sind Grübelgedanken beim Schlafen störend und hinderlich, aber Nachdenken für sich betrachtet kann hilfreich sein. Vielleicht unterstützt es Sie in der Problemlösung, der Suche nach kreativen Ideen oder Sie finden neue Inspirationen. Schaffen Sie eine Grübelzeit, einen Grübelstuhl oder Grübelplatz, vielleicht auch eine Grübeltätigkeit. Manchen Menschen fällt es leichter, die Gedanken beiseitezuschieben, wenn sie wissen, dass an anderer Stelle Platz dafür ist.
- Vielleicht müssen bestimmte Gedanken auch noch aus dem Kopf raus, bevor Ruhe einkehren kann. Hier kann ein Gespräch helfen. Hat das Telefonat mit einem guten Freund bei Ihnen die Wirkung, dass Sie sich Ihr Thema von der Seele sprechen konnten? Dann nutzen Sie das für einen besseren Schlaf an schwierigen Tagen. Aber prüfen Sie das bitte. Bei manchen Menschen hat der Austausch über ein Problem nicht den reinigenden Effekt, den ich Ihnen vorschlagen möchte, sondern manchmal führen solche Gespräche eher dazu, dass das Problem noch einmal richtig aufkocht und präsent wird. Dann ist dies keine gute Idee.
- Beobachten Sie sich. Ich denke, dass ein Gespräch, um den Tag abzuschließen, wichtig ist, vor allem an sehr ereignisreichen Tagen. Dann sollten Sie das in Ihren Tag noch einbauen, um danach mit einem entspannten Gefühl ins Bett gehen zu können. Die gleiche Wirkung kann auch ein Abendgebet haben. Hier haben Sie die Möglichkeit, Ihre Themen einer höheren Macht anzuvertrauen, was durchaus als hilfreich erlebt wird.

- Schreiben Sie Ihre Erlebnisse auf. Ich glaube, dies ist einer der Gründe, warum das Tagebuch so ein hilfreicher Begleiter ist. Das Schreiben sollte auch hier den Effekt haben, dass sich der Kopf »entleert«, die Grübelneigung abnimmt und Sie so einen Abschluss für die Ereignisse des Tages finden können. Studien zeigen, dass regelmäßiges Tagebuchschreiben oder, moderner ausgedrückt, das »Journaling« sehr positive Effekte für unsere Psyche haben. Sie können regelmäßig schreiben, Sie können es aber auch abhängig davon machen, wie ereignisreich Ihr Leben gerade ist. Sie sollten das Tagebuch auf jeden Fall dann wieder rauskramen, wenn Sie merken, dass Ihr Kopf nachts keine Ruhe findet.
- Vielleicht hilft Ihnen auch zu wissen, dass das Gehirn während des Schlafens nicht abschaltet, sondern die Eindrücke des Tages sortiert und weiterverarbeitet. Das Gehirn brütet weiter an Problemen, erkennt Muster und verschafft sich (und Ihnen) Klarheit. Vertrauen Sie darauf, dass Sie beruhigt schlafen gehen können, am nächsten Morgen werden Sie vieles klarer sehen.

Loslassen

Ein König wollte seine quälenden Gedanken und Gefühle loswerden. Also fragte er einen weisen Wanderer, der in seinen Palast kam, was er tun könne. Der Wanderer ging zur nächsten Säule, klammerte sich ganz fest an sie und rief in einer Tour »Lass mich los, ich will dich loswerden. Lass mich endlich los!« Der König war verwundert und fühlte sich nicht ernst genommen. Er zweifelte, ob der Ruf der Weisheit über den Wanderer wirklich wahr ist. Dann plötzlich ließ der Wanderer die Säule los, drehte sich wortlos um und verließ den Saal. Es dämmerte dem König plötzlich, was der weise Wanderer ihm mitteilen wollte. [21]

Das Nicht-Schlafen verhindert das Schlafen

Manchmal gibt es eigentlich keine Grübelthemen, sondern die Gedanken drehen sich um das Thema Schlaf bzw. um das Nicht-Schlafen. Auch diese Gedanken können sehr viel Raum einnehmen und Druck, Ärger oder auch Angst auslösen. Hier kann es wichtig sein, die negativen Gedanken in eine konstruktive Richtung zu führen. Nutzen Sie Ihr neues Wissen über Schlaf. Machen Sie sich noch einmal bewusst, dass es in Ordnung ist, wenn der Schlaf mal weniger ist und der Körper sich schon das holt, was er braucht. Essen ist wichtig, trotzdem gibt es Tage, in denen man nur im Essen rumstochert und nichts hinunterbekommt. Das ist vergleichbar. Unter normalen Umständen findet auch hier der Körper zurück zum »normalen« Essen. Vertrauen Sie darauf, dass Ihr Körper das beim Thema Schlaf auch schafft. Die Tabelle zählt ein paar Beispiele für Gedanken zu Schlaf auf, die Druck machen. Nutzen Sie die konstruktiven Alternativen, die Sie selbstverständlich für Sie passend umformulieren können.

Jeder Mensch braucht 8 Stunden Schlaf	Es gibt große individuelle Unterschiede, wie viel Schlaf benötigt wird. Außerdem gibt es auch Schwankungen. Gute Schläfer haben auch mal schlechte Nächte.
Wenn ich jetzt nicht einschlafe, bin ich morgen zu nichts zu gebrauchen.	Die Leistungsfähigkeit ist nicht nur vom Schlaf abhängig. Auch nach einer schlechten Nacht kann ich gute Dinge schaffen.
Jetzt muss ich aber doch endlich einschlafen. Wieso schaffe ich das nicht? Das macht mich echt sauer!	Sich über die Schlaflosigkeit zu ärgern, macht es eher schlimmer. Denn Ärger kostet mehr Energie als wenig Schlaf.

Ich liege schon wieder so lange wach. Das wird wohl wieder eine blöde Nacht.	Ich bleibe ruhig und entspanne mich. Ich genieße die Nacht, der Schlaf wird schon kommen.
Das Schlafproblem macht mich verrückt. Ich habe keine Idee, was ich noch tun soll.	Es gibt gute und schlechte Nächte. Warte ich mal ab. Eine schlechte Nacht ist keine Katastrophe.
Es ist 3 Uhr nachts und ich bin schon wieder wach. Und nun?	Sind Sie ausnahmsweise um diese Uhrzeit wach? Fühlen Sie sich ausgeschlafen?? Dann stehen Sie auf, machen Sie etwas nicht allzu Anstrengendes, vielleicht sind Sie in einer Stunde wieder müde und können weiterschlafen? ...

Es gibt ein Problem ...

Nächtliche Gedanken können um ein sehr konkretes Problem kreisen wie finanzielle Sorgen, die eigene Gesundheit oder familiäre Probleme. Da ich nicht weiß, wie groß oder schwerwiegend Ihr konkretes Problem ist, sind meine Hilfestellungen vielleicht nicht richtig passend. Trotzdem gilt es, einen Umgang mit dem Problem zu finden, der hilfreich oder konstruktiv sein sollte.

Ein akutes Problem

Als Erstes möchte ich über Erwartungen sprechen. Denn es gibt einfach Situationen im Leben, die uns »aus der Bahn werfen«. Wenn es also um ein akutes, kurzfristiges, schwerwiegendes Problem geht, ist es auch in Ordnung, wenn Ihr Geist sich mit dem Thema auseinandersetzt. Es kann sein, dass Sie das Thema nicht loslassen möchten oder können. In einer akuten Phase kann Schlaflosigkeit ein Symptom des Problems sein. Sie können davon ausgehen, dass die Schlaflosigkeit wieder verschwindet, wenn das

Problem gelöst ist. Geben Sie sich die Zeit, die Ihr Problem gerade braucht, und versuchen Sie, die Schlafprobleme einfach da sein zu lassen. Sie dürfen darauf vertrauen, dass das Schlafproblem sich regulieren wird.

Je nach Schwere des Problems und auch nach Schwere des Schlafproblems kann hier der kontrollierte Einsatz eines Schlafmedikaments sinnvoll sein. Denn wenn Sie für den Umgang mit Ihrem Problem vollen Einsatz brauchen, ist eine Regeneration sinnvoll und notwendig. Sprechen Sie hierüber am besten mit Ihrem Arzt.

Problemlösung

Wenn ein Problem da ist, ist es durchaus sinnvoll, über dieses nachzudenken, um eine Lösung zu finden. Leider ist es manchmal so, dass Grübelgedanken sich eher im Kreis drehen. Das Thema ist präsent, aber die Gedanken drehen sich, wiederholen sich und sind nicht wirklich zielführend oder hilfreich.

Vielleicht helfen hier auch die Hinweise, die ich für den Punkt »Der Tag ist noch nicht abgeschlossen« gegeben habe.

Ich möchte Ihnen ein systematisches Problemlöseschema zeigen, das sich eigentlich auf alle Probleme übertragen lässt. Es ist sinnvoll, sich schriftlich mit dem Problem auseinanderzusetzen. Das schafft Distanz und kann auch das Abdriften ins Grübeln verhindern.

Problemlöseschema	**Beispiel**
Problemdefinition	Ich habe im Büro eine wichtige Aufgabe vergessen.
Erreichbares Ziel festlegen	Ich möchte mich besser organisieren.
Lösungsschritte in zeitlicher Reihenfolge	Ich werde mir eine To-do-Liste erstellen und für jeden Tag Aufgaben festlegen.

Umgang mit möglichen Hindernissen	Wenn die Chefin mir andere Aufgaben auf den Tisch legen will, frage ich, ob das wirklich wichtiger ist als meine Aufgaben.
Unterstützung bei der Zielerreichung	Ich werde dem netten Kollegen von meinen Plänen berichten und ihm vor Feierabend von meinen erledigten Aufgaben erzählen.

Methoden bei regelmäßigen Ein- und Durchschlafstörungen

Jeder kann mal eine schlechte Nacht haben, vielleicht auch eine Phase, in der das Schlafen nicht so abläuft, wie Sie sich das wünschen. Aber der Schlaf ist komplex und dementsprechend auch störanfällig. Im Normalfall können Sie auf Ihren Körper vertrauen. Ihr Körper ist es gewohnt, für Ausgleich zu sorgen und Störungen aus dem Weg zu räumen. Vertrauen Sie darauf, dass sich die Dauer der Schlafphasen in den folgenden Nächten anpassen wird und Sie die notwendige Regeneration erleben können.

Wenn das Thema Schlaf komplett angespannt und negativ besetzt ist

Es kann sein, dass durch die Erfahrungen von schlechtem Schlaf das Thema schon komplett verkrampft ist für Sie. Schlaf hat aber viel mit Ruhe und Entspannung zu tun. Daher sind negative Gedanken und Gefühle im Zusammenhang mit dem Schlaf kontraproduktiv. Das ist die Krux an der Sache.

Bei chronischen Schlafproblemen kann außerdem eine negative Kopplung entstanden sein. Die Schlafumgebung oder das Bett sind mit Wachsein assoziiert. Während auf der Couch vor dem Fernseher Schlaf möglich ist, ist das Schlafzimmer mit wachen Gefühlen verbunden. Damit diese negative Kopplung »Bett – wach« aufgebrochen werden kann, gibt es einen Umlernprozess, der auch Stimuluskontrolle genannt wird. Hierbei handelt es sich um einen Prozess oder eine Übung, bei der Sie sich an folgende Regeln halten sollten:

- Gehen Sie nur dann ins Bett, wenn Sie wirklich müde oder schläfrig sind.
- Im Bett finden häufig unterschiedliche Aktivitäten statt: Lesen, Trinken, Fernsehen, Lernen … Benutzen Sie Ihr Bett wirklich nur noch zum Schlafen. (Beim Thema Sex machen wir eine Ausnahme.)
- Wenn Sie nach ungefähr 15 Minuten wach sind, stehen Sie wieder auf und verlassen Sie das Schlafzimmer. Das Spiel fängt von vorne an: Gehen Sie nur dann ins Bett, wenn Sie wirklich müde oder schläfrig sind.
- Wiederholen Sie diese Schritte, falls Sie immer noch nicht einschlafen können.
- Stehen Sie trotzdem morgens zur gleichen Zeit auf.
- Während dieses Umlernprozesses schlafen Sie nicht tagsüber.

Ziel dieser Übung ist nicht nur, dass die negative Kopplung aufgelöst wird, sondern auch, dass Schlaf und auch die Schlafumgebung wieder mit Entspannung und Ruhe verbunden werden.

Durch Verzicht den Schlafdruck erhöhen

Eine weitere Methode, mit Ein- und Durchschlafstörungen umzugehen, nennt sich »Schlaf- oder Bettrestriktion«. Sie ist recht anstrengend, und häufig ist es sinnvoll, hierfür eine therapeutische Begleitung zu haben. Trotzdem möchte ich sie beschreiben. Zunächst wird mithilfe eines Schlaftagebuchs die durchschnittliche Schlafdauer bestimmt. Dafür muss das Schlaftagebuch über 14 Tage ausgefüllt werden. Daraufhin wird die Bettzeit mit der Schlafzeit gleichgesetzt. Also: Wenn Ihr Schlaftagebuch ergibt, dass Sie durchschnittlich 6 Stunden schlafen, begrenzen Sie während der Schlafrestriktion Ihre Bettliegezeit auch auf 6 Stunden. Das wirkt erst mal paradox, denn der Betroffene klagt ja über Schlafmangel. Trotzdem ist es sinnvoll, während dieser Trainingsphase den Schlaf einzuschränken. Dann wird mithilfe des Schlaftagebuchs erneut die Schlafeffizienz berechnet. Die Schlafeffizienz ist der prozentuale Anteil der Schlafdauer an der für den Schlaf vorgesehenen Zeit, also der Bettzeit. Durch die Verringerung der Bettzeiten, die zumindest bei Beginn trotzdem von schlaflosen Zeiten begleitet sein wird, haben die Menschen also meist noch weniger Schlaf. Wenn die Schlafeffizienz über 85 Prozent liegt, kann die Bettzeit um jeweils 30 Minuten ausgedehnt werden. Die Idee hinter der Bettrestriktion ist, dass durch die reduzierte nächtliche Bettzeit und den Verzicht von Schlaf tagsüber der Schlafdruck erhöht wird. Über diese Methode kann der Anteil von Tiefschlaf deutlich erhöht werden und auch Ein- und Durchschlafstörungen können verbessert werden.

Was hilft bei Müdigkeit?

Wenn Sie sich müde fühlen, kann das unterschiedliche Gründe haben. Interessanterweise gibt es aber nicht automatisch einen Zusammenhang zwischen Müdigkeit und Schlafdauer- bzw. Schlafqualität.

Max hat eine wichtige Prüfung. In der Nacht davor ist er sehr angespannt und aufgeregt. Seine Gedanken kreisen um die Prüfungsinhalte. Max ist unsicher, ob er ausreichend gelernt hat. Wenn er durchfällt, gibt es Ärger. Seine Eltern haben angedroht, ihm die Unterstützung zu kürzen. Max hat abends noch lange an seinen Unterlagen gearbeitet und dementsprechend war es bereits sehr spät. Morgens wachte er deutlich vor dem Wecker auf, er war zu angespannt, um wieder einzuschlafen. Obwohl Max sehr wenig geschlafen hat, ist er während der Prüfung hellwach und voll konzentriert. Seine innere Haltung führt zu einer Klarheit und einer hohen Aufmerksamkeit. Max besteht die Prüfung mit 2,3.

Müdigkeit ist häufig Ausdruck von mangelndem oder schlechtem Schlaf, kann aber wie gesagt auch andere Gründe haben. Monotone Tätigkeiten oder zu schweres Essen können auch ein Grund sein. Wenn Sie vor allem nach der Mittagspause die Augen nicht mehr aufbekommen, könnte das mit Ihrer individuellen Leistungskurve (und der fehlenden Siesta) zusammenhängen, es könnte aber auch an einer zu reichhaltigen Mittagsmahlzeit liegen, die dazu führt, dass Ihr Körper seine komplette Energie für die Verdauung braucht.

PROBIER MAL AUS!

Tipps bei Müdigkeit

- **Bewegen Sie sich!** Eine kurze Bewegungseinheit, eventuell auch Morgengymnastik direkt nach dem Aufstehen. Dies kann ein kurzer Spaziergang an der frischen Luft, ein paar Schritte durchs Büro, eine Dehnübung für den Rücken oder ein kurzer Dauerlauf sein. Bewegung aktiviert den Körper!
- **Eine kalte Dusche!** Um morgens richtig wach zu werden, kann eine kalte Dusche oder eine Wechseldusche durchaus hilfreich sein. Tagsüber können aber auch ein paar Wasserspritzer ins Gesicht oder ein bisschen kühles Wasser über die Arme zur Aktivierung führen.
- **Lüften!** Müdigkeit kann auch durch Sauerstoffmangel entstehen. Achten Sie also darauf, regelmäßig Ihre Räume zu lüften. Reißen Sie Ihre Fenster auf! Ein paar Minuten stoßlüften kann die Müdigkeit vertreiben.
- **Halten Sie ein kleines Nickerchen!** Manchmal ist es sinnvoll, ein kleines Powernapping zu machen. Berücksichtigen Sie Ihre Leis-

tungskurve, denken Sie daran, dass viele Menschen am frühen Nachmittag einen Tiefpunkt haben. Hier kann ein kleines Mittagsschläfchen durchaus sinnvoll sein.

- **Kaffee, bitte!** Koffein setzt an den gleichen Rezeptoren an wie das »Wach«-Hormon Adenosin. Koffein kann also eine sinnvolle Möglichkeit sein, wach zu werden. Beachten Sie aber, dass Koffein von Menschen sehr unterschiedlich abgebaut wird. Zu viel Koffein kann auch Schlafstörungen hervorrufen oder verstärken.

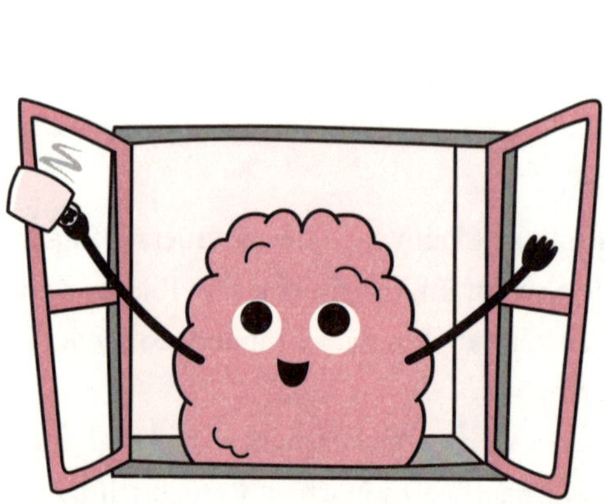

5. Schlafkompetenz
Träume verstehen

Traum ist eine besondere Form des Erlebens, während wir schlafen. Die lebendigsten Träume finden während der REM-Schlafphase statt, aber auch in den anderen Schlafphasen wird geträumt. Und wenn keine ernsthafte Krankheit vorliegt, träumen wir in jeder Nacht. Allerdings können sich nicht alle Menschen gleich gut an ihre Träume erinnern. Ich übrigens auch nicht. In den meisten Nächten habe ich keine Erinnerung an einen Traum, das heißt aber nicht, dass nicht trotzdem spannende Action auf meiner inneren Leinwand lief. Auch hier ist das subjektive Empfinden nicht automatisch gleichzusetzen mit dem, was wirklich während des Schlafs passiert.

Was ist typisch für Träume?

Träume haben ihre eigene Logik

Das fällt manchmal erst beim Erzählen oder Reflektieren des Traums auf. Zusammenhänge, die in der Traumwelt völlig verständlich und logisch sind, sind es in der wachen Welt nicht mehr. Träume haben ihre eigene Logik und sind nicht der sonst üblichen Rationalität und Vernunft unterworfen.

Träume werden selten erinnert

Geträumt wird jede Nacht. Wissenschaftler dachten zunächst, dass nur in den REM-Schlafphasen geträumt wird, aber mittlerweile ist klar, dass in allen Schlafphasen geträumt wird. Jeder Mensch träumt also jede Nacht. Unterschiedlich gut ausgeprägt ist jedoch die Fähigkeit, Träume zu erinnern. Generell können Frauen das wohl besser, es zeigt sich, dass diese Fähigkeit aber auch trainiert werden kann.

Träume sind oft unrealistisch oder unwahrscheinlich

Ein Superheld sein, über den Ozean schwimmen, bis zum Mond schweben oder auch schwere Unfälle ohne Verletzungen überleben, all das ist möglich. Es ist kein Problem, alte Schulfreunde zu treffen oder noch mal Kind zu werden. Und auch böse Monster sind ein häufiger Bestandteil des Träumens.

Träume entsprechen nur bedingt dem eigenen Ich

Im Traum können Dinge passieren, die normalerweise überhaupt nicht zu der Person, zum eigenen Ich passen. Die treue Ehefrau kann vom Sex mit einem fremden Mann träumen, der schüchterne Teenager wird zum Superstar auf einer Riesenbühne. Handlungen und Einstellungen, die im Traum passieren, können zu der Person passen, können aber auch völlig unabhängig von ihrer Persönlichkeit sein. Diese Information finde ich wichtig, denn Träume sollten keine Verunsicherungen oder Schuldgefühle auslösen.

Träume sind oft begleitet von starken Emotionen

In der Traumwelt geht es häufig emotional zu. Vor allem in den Träumen der REM-Schlafphase. Allerdings werden die weniger emotionalen Träume auch weniger erinnert. Angst, Wut, Trauer und auch Freude und Glück sind charakteristisch. Leider sind zwei Drittel der Träume von negativen Gefühlen begleitet. Gefühle, die den Tag begleitet haben, tauchen mit einer höheren Wahrscheinlichkeit auch in der Nacht auf.

Warum träumen wir überhaupt?

So ganz sicher wissen wir das nicht und es ist auch gar nicht so einfach zu erforschen. Untersuchungen können zwar zeigen, dass gerade geträumt wird, aber was genau geträumt wird, ist von außen nicht erkennbar. Forscher sind somit auf die subjektiven und damit wissenschaftlich nicht ganz sauberen Berichte der Probanden angewiesen.

Es sieht so aus, als müsse man auch zwischen Träumen in der REM-Schlafphase und den übrigen Träumen unterscheiden. Es gibt klare Hinweise, dass in den REM-Schlafphasen Gedächtnisinhalte sich durchs Träumen verfestigen.

In dem Disneyfilm *Alles steht Kopf* wird das bezaubernd dargestellt. Während des Schlafs entscheiden »Löscharbeiter«, welche Tageserinnerungen ins Langzeitgedächtnis übertragen werden und welche irrelevant sind und entsprechend gelöscht werden. Natürlich machen die fleißigen Arbeiter auch mal Fehler …

Ich finde die Vorstellung schön, dass Träume unsere psychischen Funktionen »regenerieren« und dazu dienen, unser Gehirn »aufzuräumen«. Träume helfen, emotionale Situationen zu verarbeiten und Stimmungen zu glätten. Neugeborene träumen besonders viel, dies kann als Hinweis verstanden werden, dass Träume zur Reifung des Gehirns beitragen. Träume können aber auch helfen, bestimmte Lerninhalte zu vertiefen und auszubauen, wie ein Trainingslager für unser Gehirn, in dem bestimmte Situationen entweder nachgestellt und vertieft werden oder für zukünftige Situationen schon mal ein Probelauf stattfindet.

Dies sind eher Hypothesen als Gewissheiten Deshalb finde ich das Thema Schlaf auch so spannend. Vielleicht gibt es auch individuelle Antworten, sodass es sich lohnt, dass Sie sich die Frage stellen, wofür Ihre Träume wohl gut sein könnten.

Inwiefern haben Sie schon mal die Erfahrung gemacht, dass Träume hilfreich waren?

Was bedeuten Träume?

Diese Frage ist sehr spannend und beschäftigt schon seit langer Zeit Philosophen, Psychologen, Ärzte und auch Laien. Dabei gibt es zwei Extrempositionen: Die eher naturwissenschaftlich geprägte Vorstellung ist, dass der Inhalt der Träume überhaupt keine Bedeutung hat. Die Bilder sind völlig willkürlich, es laufen ungesteuerte Prozesse ab, was dazu führt, dass wirre Zusammensetzungen von Bildern und Vorstellungen erzeugt werden. Das Ganze ist eher als Unterhaltung fürs Gehirn zu verstehen.

Die Gegenposition wird vor allem durch die Erkenntnisse von Sigmund Freud begleitet. In dieser Vorstellung haben die Inhalte der Träume wichtige Botschaften für uns und sollten gedeutet werden. Freud geht von inneren Konflikten aus, die sich in den Trauminhalten widerspiegeln, aber es gibt auch Theorien, dass die Träume uns Erkenntnisse aus früheren Leben oder verschlüsselte Mitteilungen aus dem Universum oder Ähnliches bereitstellen.

Die Wahrheit liegt vermutlich irgendwo dazwischen. Ich messe Träumen in der Regel keine so große Bedeutung bei. Wenn allerdings Träume immer wiederkehren, lohnt es sich, eine individuelle Traumdeutung zu machen. Was bedeuten die Symbole, Handlungen, Gefühle? Welche Assoziationen hat die betroffene Person zu den Trauminhalten? Wenn man bedenkt, dass Träume häufig die emotionale Situation des Tages fortsetzen, kann ein Traum Hinweise darauf geben, womit sich eine Person emotional gerade besonders stark beschäftigt. Vielleicht ist es möglich, stellvertretend eine Lösung im Traum zu finden, die sich dann in der Realität umsetzen lässt?

Albträume

Albträume sind eine Unterform des Träumens. Sie sind mit starken negativen Gefühlen besetzt. Die negativen Gefühle wie Angst, Wut, Scham oder Ekel sind so bedrohlich, dass der Träumer meistens wach wird. Dann weiß der Träumer schnell, dass der ganze Grusel nur ein Traum war, ist zeitlich und räumlich orientiert (weiß also wieder, wo und in welcher Zeit er ist) und kann sich an die Inhalte des Traums gut erinnern.

Übrigens erlaubt die deutsche Rechtschreibung sowohl Alpträume als auch Albträume. Der Begriff geht darauf zurück, dass in der germanischen Mythologie die Alben (Elfen), die für die Träume zuständig waren, sich auf die Brust des Menschen setzen. Es waren menschenähnliche Naturgeister, die durch das Luftabschnüren und den Druck auf der Brust Angst- und Panikgefühle verstärken.

Umgang mit Albträumen

Es gibt einige typische Auslöser bzw. Ursachen für Albträume wie Horrorfilme, Stress, unverarbeitetes Tagesgeschehen, Medikamente oder Drogen, körperliche und psychische Erkrankungen. Ein erster Schritt im Umgang mit Albträumen kann ein Blick auf die Auslöser sein. Weniger Horrorfilme und keine Gruselbücher sind da doch eigentlich ein einfacher Behandlungsansatz, oder? Aber so einfach ist es ja häufig nicht. Trotzdem möchte ich den Hinweis geben, dass es durchaus sinnvoll sein kann, eine gewisse Zeit vor dem Schlafen belastende Themen beiseitezuschieben. Das Gehirn zu leeren bzw. die belastenden Erlebnisse abzulegen – dies ist eine Methode, auf die ich im Kapitel »Gute Vorbereitung auf den Schlaf« eingehe.

Den Albtraum weiterträumen bis zum Happy End

Um dem Albtraum den Schrecken zu nehmen, kann man versuchen, die Bilder aufzunehmen und dem Traum nun ein Happy End zu verpassen. Da wir bei Träumen uns immer im Reich der Fantasie befinden, ist ein Happy End immer möglich, denn Sie können sowohl einen Zeitumkehrer zum Einsatz kommen lassen, ein Allheilmittel erfinden oder auch den Zauberstab schwingen und damit die Situation für sich auflösen. Wenn Sie den Traum zu einem positiven Ende führen, das angenehme Gefühle hervorruft, kann das eventuell auch die Problemlösung bei einem realen Problem, das den Albtraum ausgelöst hat, unterstützen. Seien Sie kreativ, schließen Sie noch mal die Augen und träumen Sie den Traum so lange zu Ende, bis es sich gut anfühlt und die negativen Gefühle verblassen.

Schreiben Sie das Drehbuch um und werden Sie Regisseur:in Ihres Traums

Gerade bei wiederkehrenden Träumen können Sie bereits tagsüber in einer ruhigen Minute überlegen, wie Sie dem Traum den Schrecken nehmen können. Wie können Sie die Trauminhalte umschreiben, damit ein besseres Gefühl entstehen kann? Holen Sie sich einen starken Helfer an Ihre Seite, entwickeln Sie Superkräfte, nehmen Sie eine andere Abbiegung. Auch hier können Sie Ihrer Kreativität freien Lauf lassen. Denken Sie daran, dass im Traum Logik und Realität auf den Kopf gestellt sind. Nehmen Sie dem Horrorfilm den Schrecken und überlegen sich, wie die Handlung angepasst werden sollte. Wenn Sie einen alternativen Traum gefunden haben, stellen Sie sich den auch tagsüber ein paarmal vor, »üben« Sie den neuen Traum und erhöhen Sie damit die Wahrscheinlichkeit, dass neue, angenehme Trauminhalte Ihre Nächte begleiten.

Ausblick

Ich hoffe, dass ich Sie mit meiner psychologischen Hausapotheke auf Ihrem Weg ein Stück begleiten konnte. Ich habe Ihnen wirksame Werkzeuge vorgestellt, die Ihnen dabei helfen können, Ihr Leben so zu gestalten oder wiederaufzubauen, dass Sie sich wohlfühlen können. Nutzen Sie die Ideen, Übungen und Tipps und scheuen Sie sich nicht, sie für Ihr Leben und Ihr Problem anzupassen, zu erweitern oder zu ergänzen.

Ich würde mich sehr freuen, wenn diese psychologische Hausapotheke sowohl symbolisch als auch im Wortsinn einen besonderen Platz in Ihrem Leben einnehmen kann. Ich hoffe, dass Sie die Hilfestellungen nicht nur gelesen haben, sondern auch anwenden können. Viele Sie störende Verhaltensweisen und Einstellungen begleiten Sie vielleicht schon eine Weile, deswegen ist es auch in Ordnung, wenn Sie Ihr Leben nicht von heute auf morgen umkrempeln können.

Falls es zu Rückschlägen kommt: Das ist nicht schlimm und gehört dazu. Kramen Sie das Buch immer dann hervor, wenn Sie merken, dass etwas im Ungleichgewicht ist. Wählen Sie die Kompetenzen, die Sie gerade gebrauchen können, und setzen Sie sie um. Bitte nehmen Sie sich noch ein wenig Zeit für folgende Fragen:

Was hat sich durch die Arbeit mit diesem Ratgeber verändert?

Welche Kompetenzen und Hinweise waren so hilfreich, dass Sie sie einem guten Freund empfehlen würden?

____

____

____

Ich wünsche Ihnen alles erdenklich Gute und viel Erfolg bei der Arbeit an Ihrem persönlichen Wohlbefinden!

Anmerkungen

1. Wenn Sie Ihr Wissen über das statische und dynamische Selbstbild vertiefen möchten, können Sie das Konzept, das ich sehr verkürzt dargestellt habe, hier nachlesen: Dweck, C. (2017): *Selbstbild. Wie unser Denken Erfolge oder Niederlagen bewirkt.* Piper Verlag GmbH, München.
2. Die Geschichte ist frei nacherzählt, die Originalquelle wurde auch nach Recherche nicht gefunden.
3. Ich habe die Geschichte frei nacherzählt, die Originalquelle wurde auch nach Recherche nicht gefunden.
4. Der Witz ist frei nacherzählt, die Originalquelle ist mir unbekannt.
5. Diese wunderschöne Auflistung ist aus folgendem Artikel: Handler, B. (2009): Genusstraining – Euthyme Verfahren – Ein Leben mit allen Sinnen. In: *Psychologie in Österreich* 1, S. 70–76. Freundliche Abdruckgenehmigung wurde erteilt.
6. Ich arbeite gerne mit dem Konzept der Liebessprachen. Das Konzept habe ich für Sie zusammengefasst. Wenn Sie tiefer in das Thema einsteigen möchten, kann ich das Buch sehr empfehlen: Gary Chapman, *Die fünf Sprachen der Liebe. Wie Kommunikation in der Partnerschaft gelingt*, Marburg 2019.
7. Die Ergebnisse stammen aus folgender Studie, es gibt aber auch genau anderslautende Studienergebnisse. Johnson, M.D., Galambos, N.L., Anderson J.R. (2016): Skip the dishes? Not so fast! Sex and housework revisited. In: J Fam Psychol. 300 (2): S. 203–213.
8. Die ursprüngliche Idee kommt von Kahler, T. (1977): Das Manuskript. In: Barnes, G. et al.: *Transaktionsanalyse seit Eric Berne.* Bd. 2. S. 91–132.
9. Kälin, K. & Müri, P. (2020): *Sich und andere führen. Psychologie für Führungskräfte, Mitarbeiterinnen und Mitarbeiter.* 17. Auflage, hep Verlag, S. 83–85. Freundliche Abdruckgenehmigung wurde erteilt.
10. Schultz, J.H. (1979): *Das autogene Training. Konzentrative Selbstentspannung.* Thieme, Stuttgart.
11. Jacobson, E. (1990): *Entspannung als Therapie. Progressive Relaxation in Theorie und Praxis.* Pfeiffer, München.
12. Kabat-Zinn, J. (1998): *Im Alltag Ruhe finden. Das umfassende praktische Meditationsprogramm.* Herder, Freiburg i. B.
13. Ich habe das Konzept zusammengefasst und modifiziert. In meiner Praxis arbeite ich gerne mit dem Konzept. Kaluza, G. (2004): *Stressbewältigung. Trainingsmanual zur psychologischen Gesundheitsförderung.* Springer, Berlin. S. 222.
14. Die ursprüngliche Quelle der Geschichte, die ich nacherzählt habe, ist unbe-

kannt. Häufig wird dieses Buch als Urheber der Idee erwähnt, was auf jeden Fall auch lesenswert ist: Covey, S. R. (2018): *Die sieben Wege zur Effektivität. Prinzipien für persönlichen und beruflichen Erfolg*, 52. Auflage. Gabal, Offenbach.

15. Diese Geschichte kenne ich in unterschiedlichen Versionen. Ich habe sie frei nacherzählt. Die ursprüngliche Idee für die Geschichte kommt wahrscheinlich hierher: Covey, S. R., Merrill, A. R., Merrill, R. R. (1997): *Der Weg zum Wesentlichen. Zeitmanagement der vierten Generation.* Campus, Frankfurt am Main.
16. Werner, E. E. (1993): »Risk, resilience, and recovery: Perspectives from the Kauai Longitudinal Study.« In: Development and Psychopathology, 5(4), S. 503–515.
17. Frankl, V. E. (1946): *Man's Search for Meaning* (auf Deutsch: *… trotzdem Ja zum Leben sagen: Ein Psychologe erlebt das Konzentrationslager*). Dieses Buch beschreibt Frankls eigene Erfahrungen im Konzentrationslager und betont die Bedeutung der Suche nach einem Lebenssinn als entscheidenden Faktor für die psychische Widerstandsfähigkeit.
18. Die Zahlen habe ich aus diesem Artikel zitiert: »Prävalenz von Rücken- und Nackenschmerzen in Deutschland« Ergebnisse der KrankheitslastStudie BURDEN 2020. Journal of Health Monitoring, S3, 2021.
19. International Association for the Study of Pain (1979): Subcommittee on taxonomy of pain terms: a list with the definitions and notes on usage. Pain. 6, S. 249–252.
20. Kolb, J. & Pfingsten, M. (2003): Der deutsche Schmerzfragebogen – Implementierte Psychometrie. In: Der Schmerz, 17, Supplement 47.
21. Die Geschichte ist frei nacherzählt, die Originalquelle wurde auch nach Recherche nicht gefunden.